LA DÉCOUVERTE

de la guérison rapide de la Tuberculose pulmonaire

est un fait acquis.

LA PHTHISIE VAINCUE

PAR

L'Inhalateur dentaire permanent, invisible

DU DOCTEUR

J. PRADÈRE DE MOINE

Ex Professeur et Chirurgien en chef de la Clinique dentaire de Lyon,
Officier de l'Ordre du Nichan-Iftihar.

<table>
<tr><td>A LYON</td><td>A PARIS</td></tr>
<tr><td>Cabinet du Docteur PRADÈRE
Dentiste
81, rue de la République</td><td>Cabinet de E. PILLETTE, M.D.M.
Professeur à l'École dentaire de Paris
10, Boulevard des Italiens</td></tr>
</table>

1886

LA PHTHISIE VAINCUE

PAR L'INHALATEUR DENTAIRE
PERMANENT ET INVISIBLE

LA DÉCOUVERTE

de la guérison rapide de la Tuberculose pulmonaire
est un fait acquis.

LA PHTHISIE VAINCUE

PAR

L'Inhalateur dentaire permanent, invisible

DU DOCTEUR

J. PRADÈRE DE MOINE

Ex-Professeur et Chirurgien en chef de la Clinique dentaire de Lyon,
Officier de l'Ordre du Nichan-Iftihar.

A LYON	A PARIS
CABINET DU DOCTEUR PRADÈRE	CABINET DE E. PILLETTE, M.D.M.
Dentiste	*Professeur à l'Ecole dentaire de Paris*
81, rue de la République	10, Boulevard des Italiens

1886

A MON BEAU-FRÈRE

Mon meilleur ami

HONORÉ GRATECAP

Ancien Juge au Tribunal de Commerce
de la Rochelle

PRÉFACE

La phthisie est de toutes les maladies qui affligent l'humanité, celle qui fait le plus de victimes. A Paris, dans une période de cinquante années, il n'a été constaté que 58,060 décès cholériques, tandis qu'en cinq ans seulement, de 1880 à 1884 inclus, la phthisie seule en a causé 66,206 ; soit par an, 13,241 décès phthisiques contre 1,161 décès cholériques. Les efforts tentés par la science pour atténuer le mal sont à peu près demeurés infructueux jusqu'à ce jour. Malgré les remèdes nouveaux et les appareils, plus ou moins perfectionnés, qui ont été produits, il ressort de l'examen des bulletins nécrologiques que les maladies de poitrine, — phthisie, catarrhe bronchique, asthme et autres, — n'ont diminué ni en nombre ni en intensité.

Peiné de cette situation et du chiffre des victimes de chaque année, frappé de l'insuffisance des traitements actuels, nous nous sommes mis, avec tant d'autres, à la recherche d'un procédé pouvant arrêter le mal et en empêcher la transmission. D'après les admirables travaux du célèbre Pasteur, et les déclarations du docteur Koch qui est venu mettre, à son tour, à l'ordre du jour le microbe en virgule, à l'occasion du choléra de Toulon et de Marseille en juin 1884, il est actuellement reconnu, par la pathogénie nouvelle, que toutes les maladies, en général, ont chacune leurs espèces morbides microbiennes, et que les agents de certaines maladies contagieuses sont transmissibles.

Pénétré de cette vérité et persuadé à bon droit que l'art dentaire pouvait avoir le seul secret de détruire ces rongeurs qui font mourir un bon quart de l'humanité, nous avons dirigé en ce sens toute notre attention, et tous nos efforts ont eu en vue de trouver un moyen simple, efficace et pratique de faire disparaître pour toujours tous les germes microbiens du corps humain. Nos prévisions étaient fondées, nous avons aujourd'hui la satisfaction d'avoir résolu ce problème dont la solution est si ardemment désirée.

Nous avons construit un appareil qui sert à l'inhalation *permanente des vapeurs médicamenteuses par les voies aériennes, ainsi qu'à l'absorption par l'estomac de la salive chargée de ces mêmes vapeurs. C'est* la mort *des* microbes individuellement *et sur* place, *qui se trouve ainsi entre nos mains ; nous avons nommé cet appareil :* Inhalateur dentaire permanent, invisible.

Notre inhalateur est fait, après empreinte prise à chaque bouche, et se porte au milieu du palais. L'adaptation en est très facile, il suffit de deux ou trois jours pour y être complètement habitué; il peut être porté sans inconvénient nuit et jour, sauf, aux heures des repas, sans fatiguer la bouche et sans que les personnes, en contact avec le malade, puissent s'en apercevoir. Les médicaments à employer, selon le cas, pour le traitement de toutes les maladies des voies respiratoires et digestives peuvent être prescrits par le médecin du patient.

Cette idée d'appliquer la prothèse dentaire à l'absorption des médicaments par inhalation, est, croyonsnous, tout-à-fait nouvelle; du moins, il n'existe, à notre connaissance, aucun appareil pratique propre à être utilisé dans ce but. L'appareil que nous offrons, qui nous a coûté plusieurs années de tâtonnements et d'essais, remplit toutes les conditions désirables pour passer hardiment dans la pratique.

Si nous n'avons pas fait connaître plus tôt notre appareil, c'est qu'il nous avait paru honnête et intéressant qu'il fût avant tout consacré par de nombreuses expériences faites et réussies sur des sujets divers, et que le principe d'inhalation qui a présidé à sa confection, fût, par bon nombre de nos savants, reconnu le meilleur et le seul susceptible d'apporter une sérieuse et réelle guérison aux trop nombreuses et diverses maladies de poitrine.

Aujourd'hui, notre but est atteint : Le monde médical est arrivé, en majeure partie, à préconiser le système des inhalations, et les deux cent cinquante-deux cures, que nous avons pratiquées et réussies dans notre clinique de 1883 à 1886, ayant dépassé toutes nos espérances, nous nous croyons parfaitement autorisé à appeler, par ce petit volume, l'attention du public, celle des intéressés surtout, sur l'appareil dont nous sommes l'inventeur et qui est, selon nous, appelé à rendre les plus grands services à l'humanité.

Nous aimons à penser qu'une lecture attentive de cette brochure convaincra les plus prévenus sur la valeur réelle de notre méthode et l'efficacité de notre inhalateur. Ce grand jour arrivé, nous sommes persuadé que ce progrès nous ménagera plus d'une agréable et consolante surprise.

Nous nous estimerons heureux et notre ambition sera pleinement satisfaite, s'il nous est donné, ainsi que nous en avons l'intime conviction, d'enlever chaque année à la mort les milliers de victimes que lui fournissent la tuberculose pulmonaire et ses annexes.

PREMIÈRE PARTIE

La Phthisie

En terme pathologique, le mot phthisie veut dire : maigreur extrême, consomption lente et progressive, quelle qu'en soit d'ailleurs la cause.

Les auteurs qui ont écrit sur la phthisie pulmonaire sont nombreux. Nous citerons entr'autres :

Le *traité de la consomption pulmonaire*, par Clark, traduit par Lebeau (1837 — in-8º) ; les *causes générales des maladies chroniques, spécialement de la phthisie pulmonaire*, par Fourcault (1844, 1 vol. in-8º) ; *la phthisie pulmonaire*, par Trousseau (clinique de l'Hôtel-Dieu) ; *recherches sur la guérison naturelle ou spontanée de la phthisie pulmonaire,* thèse de Paris, par Boudet (1843) ; *Traité d'auscultation médiate,* par Laënnec, 1836, 3 vol. in-8°); *Recherches sur la phthisie pulmonaire,* par Bayle (1810); *Du traitement préservatif et curatif de la phthisie pulmonaire,* par Amédée Latour (1840), etc., etc.

La phthisie est le fléau le plus meurtrier qu'on connaisse dans le monde entier; fléau que les efforts réunis des plus grands hommes de la science n'ont pu vaincre. Tout a été tenté par eux, mais aucun résultat appréciable n'a encore été obtenu.

Ce qui a donné jusqu'à ce jour quelques succès de courte haleine, si nous pouvons nous exprimer ainsi, chez les victimes de cette désastreuse maladie, ce sont les inhalations intermittentes faites, en été, dans les établissements d'eaux thermales. Cependant rien n'est venu prouver, quant à présent, qu'on ait guéri des phthisiques.

On conçoit aisément qu'on ne puisse prétendre à la guérison des ulcérations et à la cicatrisation des cavernes des plaies internes, par une inhalation médicamenteuse de 20 à 30 jours par an. Et cela s'explique : le traitement arrêté, le processus morbide poursuit toujours sa marche ascendante destructive, souvent même l'arrêt brusque du traitement ne fait que hâter la crise fatale par des rechutes plus ou moins rapides.

Tels sont les faits que les documents les plus précis, les plus authentiques nous révèlent.

N'est-il pas inutile d'ajouter que tous les malades ne peuvent se permettre le loisir d'aller faire une saison, aux époques où les stations balnéaires ouvrent les portes des salles d'inhalations ? La vie de famille, les nécessités impérieuses des affaires, souvent même le manque de superflu, et tant d'autres causes diverses, empêchent forcément la plupart des poitrinaires de sacrifier un mois toutes les années pour de petites cures dont le résultat momentané n'est rien moins qu'illusoire. Car toute personne qui voudrait bien s'arrêter à ces considérations et raisonner de la chose ainsi que le demande son importance, ne pourra admettre qu'on puisse guérir la phthisie avec 20, voire même 40 inhalations intermittentes, dans une période d'un ou deux mois. Et quand bien même le phthisique obtiendrait un peu de soulagement ? L'automne arrive et avec lui les portes des salles d'inhalations se ferment ; puis succède encore la saison la plus rigoureuse.........

Que fait le phthisique pendant tout ce temps de repos ? Hélas ! beaucoup nous quittent et les autres s'acheminent lentement au terme !....

Il est parfaitement certain que si celui qui éprouve du bien-être de ces inhalations, pouvait rester en permanence dans la chambre d'inhalation, faire ses affaires, se promener avec la chambre (sans s'étioler), il obtiendrait un résultat merveilleux. Mais il faut savoir avant toute chose, que le phthisique a besoin d'air et de soleil, plus que toute autre personne, et, dans une chambre close, ces deux principaux éléments de la vie manquent en grande partie. — Nous pensons même et nous en avons la ferme conviction, que les promenades, le régime hygiénique, l'esprit calme et reposé (chez le phthisique), contribuent pour une très-large part aux bons effets passagers obtenus et donnent, par ce fait, aux thermes, une renommée plus que méritée. On ne peut nier que les inhalations sont les seules voies de salut contre la tuberculose pulmonaire, à la condition, toutefois, qu'elles soient *lentes, progressives* et *continues*, sans quoi, l'effet produit est nul, nous dirons plus, dangereux pour la vie du malade.

Pénétré de cette vérité que la bouche est la vraie chambre d'inhalation, nous avons réussi, après deux ans de labeurs acharnés, à construire un *appareil inhalateur permanent, très pratique.*

. Par notre *découverte*, le malade peut vaquer à ses affaires, se promener en tout temps et en tout lieu, — nuit et jour, — tout en faisant son traitement sans qu'il s'en doute.

Il y a des découvertes qui ont étonné, surpris même le monde entier : en attendant que le public juge la nôtre, nous osons dire que notre *découverte*, — *l'inhalateur dentaire permanent invisible*, — est un grand progrès pour la science médicale qu'elle appréciera un jour, mais dont les malades vont pouvoir bénéficier de suite. Nous espérons que tout lecteur nous comprendra facilement, quoique nous voulions être très-succinct.

Il importe avant tout que nous parlions de cette affection très grave de la poitrine, avant d'expliquer que nous avons *en nos mains* le seul et vrai moyen de vaincre les microbes des phthisiques.

La phthisie peut se manifester depuis la première enfance jusqu'à l'époque la plus reculée de la vieillesse. Sur tous les points du globe, on rencontre des phthisiques, et les continents où la phthisie est plus répandue sont l'Amérique et l'Europe où elle fait de très grands ravages. En France, les femmes sont beaucoup plus souvent atteintes que les hommes, et elles succombent bien plus facilement que les hommes à la phthisie aiguë.

Les grandes villes sont les plus éprouvées ; la maladie que nous décrivons y est au moins comptée pour un cinquième dans la mortalité générale.

La constitution faible, l'étroitesse de la poitrine, la facilité de contracter des rhumes, l'essoufflement habituel, la pâleur du visage, avec une rougeur vive et circonscrite aux pommettes, sont, pour certains auteurs, des indices de prédispositions à la phthisie pulmonaire. Les métiers qui nécessitent une vie sédentaire prédisposent généralement aussi à la tuberculose.

Les lésions du premier degré de la maladie qu'on observe, sont des granulations sous forme de petits corps arrondis, homogènes, dont la grosseur varie depuis un grain de colza jusqu'à celle d'un pois, et qui se trouvent en plus ou moins grande quantité, disposées par grappes ou dispersées pour se ramollir vers le centre, après un temps indéterminé dont il est impossible de préciser la période d'évolution.

Cette évolution peut être extrêmement lente ou très rapide, et c'est presque toujours par le poumon droit que les granulations tuberculeuses commencent à se former.

La phthisie débute par une toux sèche, elle est ensuite accompagnée d'expectoration glaireuse, sous forme salivaire. La toux est plus fréquente la nuit, et se produit le plus souvent par quintes, avec sueurs à la tête, à la poitrine et aux mains. Le malade éprouve des douleurs sourdes et parfois aiguës aux côtés du thorax et entre les deux épaules. A la percussion de la poitrine, on distingue une diminution de sonorité au sommet du poumon droit ou gauche, quelquefois même des deux côtés à la fois; la respiration, de douce et continue à l'état normal, est rude et sèche, et, si la maladie devient rapide, il est facile d'entendre des craquements secs ou humides.

La phthisie est héréditaire, et, bien qu'elle ne soit pas contagieuse à proprement parler, le contact est incontestablement dangereux pour le sujet qui en porte déjà le germe; le terrain étant favorable au développement de l'incubation de la tuberculose, les lésions anatomiques ne tarderont pas à paraître.

Du reste, Andral et Laënnec conseillent des mesures de prudence aux personnes qui vivent habituellement avec les phthisiques, principalement à l'époque avancée de la maladie, parce que les miasmes délétères qui s'exhalent de leur corps ne peuvent être que nuisibles à la santé.

L'époque la plus critique du phthisique est l'âge de dix-huit à trente-cinq ans. Quand le mal est arrivé à sa période moyenne, il suit ordinairement une marche chronique dont la durée est de dix-huit mois à deux années. « Limite de la dernière heure. » On en a vu pourtant se prolonger pendant dix et même quarante ans; mais ces cas, du reste malheureusement fort rares, n'ont été observés que dans la classe riche ou aisée. Dans la classe ouvrière, elle dépasse à peine un an.

Notre but n'est pas de faire, dans cette brochure, la très longue nomenclature des phases par lesquelles passent les phthisiques ; il nous faudrait écrire un fort volume pour donner tous les détails de cette terrible maladie, de sa marche lente, continue, jusqu'à sa forme chronique. Nous terminerons donc par quelques citations sur les moyens thérapeutiques qu'on emploie pour la combattre.

Le traitement de la phthisie pulmonaire varie selon sa marche d'évolution : le principal est de surveiller le sujet dès son enfance, de s'opposer à l'amaigrissement du malade par une nourriture variée et substantielle, jointe à une hygiène des plus sévères.

C'est en pure perte qu'on a employé les révulsifs et les exutoires les plus énergiques, tels que : vési-catoires, sétons, cautères, etc ....

Les eaux thermales sulfureuses préférées pour ce genre de maladie, sont : les Eaux-Bonnes, Alle-vard, Cauterets, Amélie-les-Bains, etc., où les pau-vres tuberculeux abondent du mois de mai jusqu'au mois de septembre, bien que le résultat qu'ils en obtiennent soit éphémère ou de faible importance. Les phthisiques des pays froids et humides sont envoyés ou obligés d'aller vivre dans des climats plus chauds et plus doux. Les uns choisissent l'Italie, l'Algérie, l'Espagne ; les autres, Hyères, Cannes, Nice, Menton, la Corse, etc.... Est-ce que l'émigration, de même que les eaux thermales, ne hâtent pas le terme fatal, si les désordres dans les poumons sont déjà avancés?

Quant à la médication thérapeutique de la phhtisie elle a peu varié depuis Celse « au temps d'Auguste, » ou tout au moins, rien encore n'est venu triompher de ces infiniments petits rongeurs microbiens. Du reste, pour plus d'intelligence, voici une petite liste de certaines substances préconisées contre un fléau qui sape le genre humain dans ses parties internes.

Le chlorure et l'iode en fumigations, la digitale, le sel d'ammoniaque, le sous-carbonate de potasse, le mercure, la créosote, l'acide cyanhydrique, l'arsenic, etc., etc...

En palliatifs : le protoiodure de fer, l'iodure de potassium, les narcotiques, les balsamiques, et enfin l'huile de foie de morue, quand elle peut être supportée par le malade.

Les agents pharmaceutiques, utiles comme adjuvants, n'ont joué, eux aussi, qu'un rôle tout-à-fait secondaire, dans la marche de cette terrible affection dont les ravages désolent tant de familles.

L'administration des agents médicamenteux sous forme de potions sirupeuses ou gommeuses, de pastilles, de dragées, de pilules, ingérés par les voies digestives et absorbés par la peau ou par une muqueuse quelconque, ne produit que des effets médiocres dans la phthisie pulmonaire. On peut dire avec assurance que l'*inhalation* par les voies aériennes est le procédé qui donne les meilleurs résultats.

Tout le monde connaît l'extrême perméabilité de la muqueuse pulmonaire et l'extrême étendue de l'absorption que représente la surface totale des vésicules pulmonaires : le passage des substances dans le sang s'opère donc immédiatement, sans intermédiaire capable d'en modifier et d'en atténuer les effets. Un exemple : tout le monde sait aussi combien il est dangereux de respirer la plus petite quantité de vapeurs mercurielles, tandis que, à dose égale, le mercure absorbé par la peau ou soumis à l'absorption par les voies digestives, ne produirait qu'un effet insensible. L'éther, le chloroforme et un grand nombre de gaz qui tuent en occasionnant de grands désordres par inhalation, se montrent à peine actifs en absorption par les voies digestives.

Bien que l'inhalation remonte à la plus haute antiquité, les appareils inhalateurs pratiques manquant, tout porte à croire que les fumigations devaient être l'unique moyen habituellement en usage pour le traitement des affections des voies respiratoires.

Par contre, il existe aujourd'hui dans le commerce un certain nombre d'appareils, dits inhalateurs, qui ne sont autre chose que des pulvérisateurs, tous plus ou moins embarrassants et de très médiocre efficacité pour le traitement des affections de poitrine.

Il y a également la muselière anglaise et quelques engins similaires d'un effet tout-à-fait nul.

Reste donc la chambre, appelée chambre d'inhalation, qu'on trouve principalement aux stations d'eaux thermales. Celui qui a vu ou fréquenté ces stations balnéaires a pu se rendre compte, *de visu*, du rendez-vous à heures fixes des personnes atteintes de bronchite, catarrhe, asthme, angines, ainsi que de la phthisie pulmonaire à tous les degrés. Toutes aller ensemble dans une même chambre pour y respirer les principes minéraux médicamenteux des eaux naturelles, et cela pendant un quart d'heure, une demi-heure, une heure au plus; soit vingt inhalations par personne pour chaque saison (20 jours) d'eaux. — Quel bénéfice le phthisique en retire-t-il? A notre avis aucun; par la raison bien simple que le traitement n'est pas permanent. — Car, pour prétendre guérir, il faut agir pour les plaies internes comme le fait le chirurgien pour les plaies externes, en maintenant continuellement et longtemps le remède sur la plaie, jusqu'à sa complète guérison.

Pour assainir un marais pestilentiel, ne faut-il pas faire intelligemment de larges et profondes tranchées dans la terre, des drainages en somme, afin que les eaux putrides s'égouttent incessamment de façon à sécher complètement le sol pour le rendre salubre ?

Pour arriver à la résolution des tubercules et sécher les cavernes de la phthisie, acquise ou héréditaire, ne convient-il pas aussi que l'administration des médicaments se fasse par *inhalation d'une manière lente, progressive et continue,* jusqu'à la destruction complète des microbes du phthisique ?

Par notre nouvelle méthode, le traitement est permanent de jour et de nuit et les cures peuvent se faire, s'il y a lieu, par périodes de 20 à 25 jours. Dans ce cas, nous laissons reposer le malade quelques jours, chaque fois, mais à tout laps de temps de repos, nous engageons nos patients à porter notre *inhalateur dentaire* la nuit et pour les sorties des jours humides et brumeux. Ce temps écoulé, nous faisons recommencer une nouvelle cure du même nombre de jours et ainsi de suite jusqu'à parfaite guérison.

Le médicament, toujours contenu dans notre *inhalateur dentaire,* congestionne et transforme rapidement les poumons, et cette tuberculose pulmonaire étant sans cortège symptômatique appréciable, peu de temps suffit pour en avoir raison.

Qu'on nous permette de donner très succinctement quelques remarques sur les 72 cas d'observations cliniques qui ont eu lieu sur la tuberculose pulmonaire :

Depuis le mois de septembre 1883 jusqu'au mois de mars 1886, nous avons appliqué notre appareil, l'*inhalateur dentaire*, sur 72 phthisiques des deux sexes dont l'âge varie entre 15 et 34 ans, savoir : — 19 malades au premier degré, 41 au deuxième degré et 12 du troisième degré.—Pour les 19 malades au premier degré de la maladie, c'est-à-dire au moment où le tubercule pulmonaire du sommet des poumons est encore à l'état de crudité, *la puissance stimulante de l'action continue de vapeurs phéniquées et iodées*, a permis à tous nos malades de se *guérir en trois mois*, sans retour offensif du mal.

Par crainte de retour morbide, nous engageons cependant tous nos patients à porter, quand même, notre appareil de temps en temps et de faire au besoin quelques nouvelles cures.

Pour les 41 malades au deuxième degré, la période de ramollissement des processus morbides étant parvenue à une résistance plus grande, il est clair que le traitement a été plus long. Les uns ont mis 5 mois, 10 mois à se guérir ; d'autres un an.

Tous ces phthisiques mangent et dorment bien et ne toussent plus. Le calme s'est fait dans la cavité thoracique. Aucune rechute ne s'est manifestée.

Sur les 12 malades au troisième degré, les sueurs nocturnes ont totalement cessé chez tous.

Si l'organisme, relativement sain, dispose encore d'une certaine somme de force et d'énergie vitale, cette coïncidence assurera à ces phthisiques de la troisième période une cicatrisation rapide et complète de l'excavation cavernuleuse pulmonaire en peu de temps.

S'il y a de la vie chez le sujet malade, il n'y a pas de *cavernes* qui ne *puissent être cicatrisées dans deux ou trois mois*, par notre *inhalateur*; et en tenant bien compte des conseils pratiques que nous leur donnons, tous les malades sont assurés d'une parfaite guérison.

Les observations minutieusement recueillies sur ces 72 cas de phthisie pulmonaire, confirmés par l'auscultation, traités par nos *inhalateurs dentaires*, sont tellement importantes, que nous prions tout lecteur de vouloir bien se pénétrer des faits frappants que nous allons lui exposer :

Il ressort de la connaissance pratique de ces faits tous nouveaux, que l'action continue de vapeurs par les voies aériennes, et la saturation de la salive du même principe médicamenteux *inhalé* dans l'estomac, par *notre* nouvelle méthode, que l'acide phénique amène une chute abondante de *Mycélium*, filament compliqué produit de la végétation des spores et servant de support ou de racines aux champignons (blanc des jardiniers). Ce même acide entraîne avec lui une *pullulation* de *microbes* que nous réprimons toujours à l'aide de notre *inhalateur dentaire* avec de la teinture d'iode. Remarque frappante : la chute du *Mycélium* a *cicatrisé* les *cavernes* des phthisiques très rapidement. — A la percussion et à l'auscultation, on a constaté que la respiration est à peu près normale dans tous les poumons ; point de craquements humides ni de gargouillements nulle part. Grâce à cette *nouvelle médication*, rigoureusement observée, nos 72 malades sont arrivés à un état de santé tout-à-fait satisfaisant : plus de sueurs nocturnes, plus de toux. En somme, l'état général de tous paraît excellent. — Nous dirons, partout et toujours, afin d'éviter les rechutes, nous conseillons aux malades de porter encore la nuit, ainsi que deux ou quatre heures par jour, nos *inhalateurs dentaires* pendant quelque temps.

Il résulte de ces remarquables succès, de ces guérisons obtenues en si peu de temps, que tous les praticiens qui ont suivi de très près cette *nouvelle doctrine médicale*, s'accordent pour dire que la — tuberculose pulmonaire — est aujourd'hui parfaitement curable grâce à notre découverte.

« Comme l'a fort bien dit Hermann Neber,
« dans les trois conférences qu'il a faites au
« Collège royal des Médecins, sur le traitement
« hygiénique et climatérique de la phthisie : rien
« ne remplace l'air du jour, et même les jours plu-

« vieux, le phthisique doit, dans un corridor abrité
« de la pluie, s'exposer à l'air extérieur. Bien
« mieux, le phthisique *alité* doit être porté dans sa
« couchette sous des vérandahs pour profiter de
« l'air plus ou moins lumineux du jour. » (Extrait
du *Lyon médical,* 20 juin 1886).

Avec le port de notre appareil, le phthisique
peut se promener où bon lui semble et respirer
à son aise l'air du jour, sans craintes aucunes.

Par notre moyen curatif, le corps est entièrement et continuellement saturé du principe médicamenteux.

Par suite de la rapidité avec laquelle les vapeurs
phéniquées, iodées ou créosotées passent dans la
masse du sang, la vie des microbes y est impossible ; ces parasites morts, les plaies internes se
cicatrisent et le malade entre en convalescence.

Une hygiène sévère et une nourriture appropriée
selon l'âge et le tempérament du phthisique sont de
rigueur.

Des autres maladies de poitrine

L'ébauche que nous venons de faire, à grands traits, de la phthisie pulmonaire, favorise notre tâche sur les autres maladies des voies aériennes.

Nous allons passer maintenant aux lésions anatomiques inflammatoires dont les bronches sont susceptibles, afin de prouver en tout point l'efficacité incomparable de notre *découverte* sur toutes les altérations des canaux des voies respiratoires, en faisant passer le remède directement dans le sang, sans subir la moindre décomposition sur son principe antiparasitaire.

De la Bronchite légère, dite aussi bronchite vulgaire

La bronchite légère, vulgairement appelée rhume, est une affection qui mérite à peine le nom de maladie; elle est connue sous le nom de rhume de poitrine, qui suit ou accompagne le catarrhe des fosses nasales; ou de rhume de cerveau ou coryza, qui s'annonce par un malaise général, un peu de courbature, rarement de la fièvre; cette maladie est sans gravité, elle se termine à l'aide de quelques petits soins, après avoir duré huit ou quinze jours au plus. C'est un malaise auquel l'humanité paye généralement son tribut, et que les possesseurs d'un de nos *inhalateurs dentaires* pourraient sinon empêcher, du moins arrêter court en deux ou trois jours, par des inhalations balsamiques et créosotées, etc....

La bronchite intense.

La bronchite intense n'est pas autre chose qu'une forme plus grave de la bronchite légère. On remarquera cette fois, au début, une vive chaleur à la poitrine, avec fièvre accompagnée de frissons et d'oppression très forte, douleurs à la tête, de la courbature, la peau plus humide. La toux est fréquente, sèche et fatigante, redoublant le soir et s'accompagnant toujours d'un sentiment de déchirement ou d'une douleur qui se prolonge jusque dans le dos. Les matières expectorées sont sans consistance; les yeux sont rouges et larmoyants; la voie rauque et voilée. A l'auscultation, on entend des râles sonores, ronflants et sibillants dans la poitrine; les crachats sont séreux, blancs, visqueux, contenant quelques mucosités grisâtres et parfois quelques stries de sang. La bronchite intense se prolonge au-delà de la deuxième et troisième semaine, sous forme aiguë, grave à cause de l'étendue qu'elle occupe et de la profondeur où elle parvient, en s'étendant aux ramifications bronchiques les plus ténues, et passe facilement à l'état chronique, principalement chez les vieillards.

De plus, elle est épidémique sous le nom de grippe ou fièvre catarrhale. La durée souvent indéfinie de cette sérieuse affection et les complications fâcheuses qu'elle entraîne à sa suite, ne sont trop souvent dues qu'à la déplorable négligence des malades et à l'oubli complet des règles hygiéniques les plus connues.

La bronchite chronique.

Les maladies des bronches constituent le plus souvent des affections très graves, en raison de ce qu'elles compromettent l'exercice régulier des fonctions respiratoires, causées par la permanence des champignons parasitaires.

Quiconque a étudié ou suivi sérieusement de près tous les détails que comporte ce sujet important, a dû être vite frappé du curieux caractère de stabilité qu'affecte la bronchite chronique si fréquente surtout chez les vieillards. — Cette chronicité, que les auteurs ne sont pas encore parvenus à expliquer d'une manière suffisante, n'est rien moins que le résultat de la présence d'un bacille capable d'en déterminer des symptômes franchement inflammatoires. Car lorsqu'il s'agit de parasites, il faut toujours compter avec les germes transmis par l'air, soit en nature, soit à l'état de germes invisibles qui pénètrent dans les bronches. C'est qu'en effet, le microbe végète toujours sur la surface enflammée des cellules qui donnent naissance aux dégénérescences cellulaires, processus morbides constatés au préalable dans l'examen des crachats.

Cette affection peut durer fort longtemps, et les sujets atteints d'inflammation chronique des organes respiratoires des bronches, ne réussissent ordinairement pas à s'en débarrasser ; un soulagement plus ou moins durable, est le seul succès qu'ils aient pu *espérer jusqu'ici*. D'autre part, les causes prédisposantes des maladies aiguës ou chroniques des poumons amènent naturellement la mort.

En soignant ces sortes de bronchites par les moyens ordinaires, nous savons et nous avons la ferme conviction qu'on ne les guérit pas ; dans la plupart des cas, tout au plus s'ils procurent un soulagement passager. Cette amélioration obtenue, le malade suspend tout traitement, n'y pense plus et ces formes d'affections bronchiques passent vite à l'état de chronicité ; car il faut bien se pénétrer que celui qui a eu une de ces maladie des bronches, peut s'attendre à la voir reparaître au premier moment par des rechutes périodiques plus ou moins lointaines.

Aujourd'hui on ne croit plus, et avec raison, à l'efficacité des *drogues spécifiques* contre la bronchite chronique, dont la base adjuvante contient de l'opium en plus ou moins grande quantité, qui n'ont de la valeur qu'entre les mains de ceux qui les prônent. Pour enrayer le mal et — détruire les germes des lésions bronchiques, il faut, à celui qui souffre de cette pénible infirmité, un traitement radical et non des effets de substances narcotiques.—N'avons-nous pas ce traitement radical, par notre découverte? Ne portons-nous pas, par *inhalation continue*, le médicament directement sur la plaie interne? Les médicaments existent ; notre formulaire est assez complet pour pouvoir guérir ces sortes de bronchites entre quinze et vingt-cinq jours, à l'aide de notre *inhalateur dentaire* dont l'activité est toujours proportionnée à la gravité du mal à combattre, en portant le remède sans intermédiaire, directement sur les ulcères internes, long-temps et continuellement, comme le fait le chirurgien pour les plaies externes.

La bronchite capillaire.

La bronchite capillaire est une des formes les plus graves de la bronchite, à cause de l'étendue qu'elle occupe et de la profondeur où elle parvient à se produire. Elle se montra à Lyon, pendant l'hiver de 1840 et 1841, presque simultanément, au milieu de circonstances étiologiques, caractérisées par un froid rigoureux et l'apparition d'un grand nombre de fièvres éruptives.

La grande étendue de l'inflammation de cette bronchite consiste dans la difficulté de l'hématose, produite par l'obstruction de tous les conduits aériens, qui met l'air dans l'impossibilité de se mettre en contact avec la muqueuse et dont là marche est toujours graduelle et ascendante. Elle se distingue par de l'oppression, toux fréquente, expectoration filante ou jaunâtre, râles sibilants et muqueux, etc.

Il est fréquent de rencontrer de la pneumonie avec la bronchite capillaire, et c'est précisément lorsqu'il existe une de ces pneumonies qu'on lui voit affecter la forme de pneumonie lobulaire.

La bouche offre à notre *découverte* tous les

moyens d'irrigations directes, jusqu'aux parties les plus profondes de tous les canaux du torrent circulatoire, par le passage à travers les bronches, d'un spray chargé de médicament contenu dans notre *inhalateur permanent*.

Dans la pneumonie aiguë, nous pouvons également aller combattre rapidement l'inflammation du parenchyme pulmonaire, par des *inhalations* au chloroforme de notre excellent composé, — dit bourgeon de sapin, — et détruire ainsi, avec une certitude absolue, tous les germes parasites dont le corps humain peut être infecté.

De l'asthme.

En terme pathologique, asthme signifie affection des voies respiratoires, essoufflement, suffocation. Cette maladie peut être héréditaire. Elle est essentiellement chronique, sans fièvre, et la science n'est pas encore bien fixée sur son origine. L'asthme est une condition inconnue des tissus et des humeurs, il se manifeste par tel ou tel ordre de produits morbides, souvent hétéromorphes. — Trousseau et d'autres, le considèrent comme la manifestation d'une diathèse spéciale.

Ordinairement les accès, dont l'invasion est parfois subite aux approches de la nuit, par le resserrement spasmodique de la poitrine, rendent l'inspiration et l'expiration tellement difficiles que le malade ne peut rester couché.

— Ses traits sont altérés, son corps couvert de sueur, ses extrémités se refroidissent, son urine devient épaisse et très-abondante. Le malade ne tousse ni n'expectore quand l'asthme est de nature sèche. — Dans la forme mixte et humide, les accidents se calment quand l'expectoration s'établit, et les accès sont d'une durée moyenne de trois à quatre heures et peuvent parfaitement se renouveler toutes les vingt-quatre heures.

L'asthme simple peut attaquer le sujet pendant de longues années, sans qu'il succombe; mais la maladie peut devenir fort grave, en déterminant certaines lésions du côté du cœur ou des gros vaisseaux.

L'asthme est très-rare chez l'enfant, il atteint principalement le vieillard. Les hommes y sont plus exposés que les femmes.

Tout a été fait ou essayé dans le traitement de l'asthme, mais les cas de guérisons obtenues sont peu nombreux.

Par notre *inhalateur dentaire*, nous faisons cesser presque instantanément un accès d'asthme extrêmement violent. — Dans le cas de toux convulsive, l'action de notre *inhalation* est également la même.

Pour qu'un médicament agisse sur la masse du sang et le système nerveux, et pour qu'il puisse donner toute l'énergie qu'on est en droit d'en attendre, il faut qu'il soit porté directement sur les poumons ou sur la plaie, sans passer par l'estomac, et l'y maintenir longtemps en permanence, sans quoi l'effet reste nul.

La puissance active de notre *découverte* donne seule ce résultat par *l'inhalation* constamment maintenue.

Dans la publication nouvelle sur l'étude complète de l'*asthme*, que le professeur Germain Sée vient de faire paraître, cet auteur considère l'asthme comme une névrose pneumo-lobulaire, ayant dans le bulbe son origine, dépendant de l'excitabilité réflexe exagérée, innée ou acquise, de cet organe; la cause de ses accès dans les irritations impressives partant du nerf vague ou des nerfs moteurs des muscles inspirateurs, du diaphragme en particulier; l'asthme est donc une névrose bulbaire, qui se montre à l'occasion surtout d'une irritation du nerf vague et finit toujours par une contraction tétaniforme du diaphragme (vago-névrose). M. Germain Sée rejette l'asthme spasmodique admis jusqu'à ce jour; il croit, au contraire, avoir démontré la causalité expérimentale de la vago-névrose, commençant par une impression produite sur la partie sensible du nerf vague respiratoire, se réfléchissant de la moëlle épinière sur les nerfs moteurs inspirateurs, pour aboutir à la tétanie diaphragmatique.

A côté de l'asthme névrose, M. Sée reconnaît deux autres espèces d'asthme : la première est l'*asthme emphysémateux* ou *alvéolaire*, caractérisé par la prédominance de la dilatation emphysémateuse; la seconde est l'*asthme bronchique*, marqué par l'exagération du catarrhe bronchique.

Une des divisions les plus importantes de

l'asthme mentionné par M. Germain Sée est l'asthme goutteux; aucun signe. ne le différencie de l'asthme névrosique; mais les accès de goutte alternent souvent avec les crises d'asthme. M. Sée insiste à propos de la goutte pour proclamer la scission complète de cette dernière et du rhumatisme; l'arthritisme n'étant plus pour lui qu'une curiosité archéologique, puisque le rhumatisme a passé dans la microbiologie; le rhumatisme aigü est une maladie spécifique parasitaire; la goutte est une urécémie. Pour M. Germain Sée, il n'y a que l'iodure de potassium qui soit capable de guérir tous les asthmes. De grandes doses d'iodure de potassium (1 gr. 5o à 5 gr. par jour), dit-il, sont absolument nécessaires chez l'asthmatique adulte pour atteindre un but curatif; voici quels sont les effets résumés : L'iodure de potassium exerce une triple action respiratoire : il favorise manifestement l'hypersécrétion bronchique et dégage les bronches; il favorise le centre réflexe central de la respiration en régularisant les fonctions du nœud vital; il diminue la sensibilité impressive exagérée de la muqueuse respiratoire. Dans son volumineux recueil, M. Sée, ne donne aucun fait clinique justificatif à l'appui de ses cures.

La médication curative de l'asthme, dit M. Germain Sée, consistant dans une saturation iodurée des poumons et même de l'encéphale, peut conduire à l'iodisme; quand celui-ci survient, la *pyridine* trouve son emploi, comme le substitutif le plus certain pour guérir les accès d'asthme et en empê-cher le retour.

La *pyridine* s'administre en *inhalations* à la dose de 4 à 5 grammes, trois fois par jour, dans un *local clos*. La pyridine entraîne l'atténuation du mouvement excito-moteur de la moëlle épinière et allongée. *(Lyon Médical)*.

Nous avons traité 7 asthmatiques avec de l'iodure de potassium et de l'acide phénique incorporés dans de la glycérine et gomme arabique ; ce mélange semi-liquide, introduit dans notre inhalateur et porté directement dans le sang par de fortes aspirations, nous a donné des guérisons parfaites.

La pyridine en inhalation, — par notre appareil permanent, — passe rapidement dans le torrent circulatoire, modifie le système nerveux sans perdre aucune de ses propriétés actives. Avec notre inhalateur, tout accès d'asthme, avons-nous dit, est arrêté presque instantanément et la guérison assurée.

Curabilité de la phthisie pulmonaire.

Jusqu'ici, des cas rares de guérison de la phthisie pulmonaire ont été consignés. Et cependant, on conçoit fort bien que l'on puisse arriver à la cicatrisation des cavernes. Pour atteindre ce but, il faut pouvoir conserver les forces du malade et néanmoins lui faire prendre des médicaments, problème assez difficile à résoudre, parce que les agents thérapeutiques vont irriter la muqueuse gastrique dont la tolérance est déjà diminuée.

C'est ce qu'ont bien compris la plupart des praticiens et leur théorie a été couronnée par le succès obtenu au moyen des inhalations, pulvérisations, etc...

Pourquoi conseille-t-on aux tuberculeux de respirer l'air des forêts ou bien celui des étables ? Pourquoi les stations thermales ont-elles ouvert leurs salles d'inhalation et ce, avec tant de bienfait pour les malades ?

Pourquoi encore certains médecins ont-ils obtenu d'excellents résultats en plaçant dans les dortoirs des plats remplis de goudron, benzine et ammoniaque (Dr Sandras) ? Pourquoi enfin les docteurs Brémond et Gouïl ont-ils vu survenir une amélioration notable chez huit phthisiques soumis à un traitement qui consistait à leur faire absorber par l'enveloppe cutanée l'huile essentielle de térébenthine ?

C'est pour deux motifs :

1º Les vapeurs médicamenteuses vont, portées par l'air inspiré, se répandre directement dans les ramifications bronchiques, y exercer leur action salutaire, tuer sur place le microbe et cicatriser la caverne pulmonaire.

2º Les agents thérapeutiques inhalés passent directement dans le torrent circulatoire, modifient l'état du sang et tuent au loin, selon l'expression de M. Verneuil, « la colonne parasitaire imprudemment engagée. »

Cette méthode médicale n'est-elle pas la même que la méthode chirurgicale qui se sert avec avantage des pulvérisations phéniquées, pour agir rapidement sur les plaies et prévenir la septicémie ? Les ulcérations, les cavernes, ne sont-elles pas de véritables plaies internes ?

Les inhalations ont rendu, dans le traitement des affections des organes respiratoires (bronchites et laryngites), des services incontestés ; et, si les résultats n'ont pas été parfaits, c'est que les inhalations n'étaient ni progressives, ni continues, ni permanentes.

Trouver un appareil commode, invisible, permettant au malade de suivre *nuit et jour* son traitment, sans cesser un seul instant de vaquer à ses occupations journalières, d'une façon inconsciente pour ainsi dire ; lui faire respirer en un mot des vapeurs médicamenteuses, absolument comme s'il était au milieu d'une atmosphère qui en fût saturée, tel était le desideratum, l'idéal de l'inhalation.

Nous sommes heureux, dans l'intérêt de l'humanité, de dire que ces conditions sont aujourd'hui réalisées et que les plus beaux résultats ont déjà été obtenus. Nous ne croyons pas qu'on doive laisser dans l'ombre une méthode curative qui permet de vaincre une affection mille fois plus terrible que le choléra.

En effet, à Paris, dans une période de *cinquante années*, il n'y a eu que 58,060 décès cholériques, tandis que, en *cinq ans* seulement, la phthisie à elle seule en a causé 66,206 (de 1880 à 1884).

Nous n'exagérons pas en affirmant qu'on peut facilement guérir un minimun de 50 à 60 % de phthisiques, et prolonger, plus ou moins longtemps, l'existence des autres par notre appareil.

Aussi est-il grand temps de faire connaître à tous les malades, atteints de phthisie pulmonaire, que cette affection réputée incurable peut être parfaitement *guérie.*

Si notre *découverte d'inhalation continue* a donné de si bons résultats, c'est pour les raisons suivantes :

1⁰ Sans fatiguer l'estomac, sans subir dans cet organe ni décomposition, ni élaboration, la substance médicamenteuse va, portée par l'air inspiré, cautériser directement la plaie du poumon et produire sur elle le même effet que la pulvérisation phéniquée sur les plaies traumatiques.

2⁰ Cette même substance est directement absorbée et passe rapidement dans le torrent circulatoire. Ainsi sont tués, sur place d'abord, puis par pénétration de l'agent médicamenteux, les microbes qui pullulent et entretiennent le mal.

Le défaut de tous les appareils inhalateurs, est leur manque de continuité d'action. — Or, notre *inhalateur permanent* offre ce rare avantage de permettre au malade, sans aucune gêne, sans fatigue, nuit et jour, sans que personne s'en aperçoive, sans être obligé de cesser de vaquer à ses occupations, de suivre son traitement et d'arriver à une guérison rapide et définitive, en faisant absorber tout à la fois par les poumons et par le torrent circulatoire, agir même sur l'élément nerveux, sans aller fatiguer, irriter l'estomac des malheureux phthisiques, les médicaments indiqués par les médecins : tel est le but de notre *thérapeutique nouvelle par inhalation constante.*

Thérapeutique rationnelle s'il en fut jamais, et

qui a pour but d'agir directement sur les plaies internes, tout en modifiant l'état général par une pénétration rapide dans le torrent circulatoire.

Est-il besoin d'ajouter que tout le monde ne peut se trouver d'une façon permanente dans une chambre d'inhalation, ni faire continuellement des pulvérisations? Le sommeil a ses droits et pendant le repos cesse le traitement. Les besoins impérieux de la vie arrachent aussi le malade aux nécessités d'un mode curatif sérieux.

Par notre découverte, le phthisique peut au moyen de notre appareil, cicatriser ses cavernes, soit au travail du jour, soit au repos de la nuit. Ce procédé a déjà de nombreux succès à son actif et n'attend plus, ce qui ne saurait tarder, que la consécration de l'Académie de médecine.

Nos prévisions sont, en tous points, complètement corroborées par l'expérience. On peut dire, à l'appui de notre thèse, que la pratique en confirme la théorie.

Nous avons posé, dans le court espace de trois ans, deux cent cinquante-deux de nos inhalateurs, et les résultats que nous avons obtenus, ont dépassé nos espérances. Tous nos malades ont ressenti un mieux rapide, pour le plus grand nombre, la guérison a été complète. Voici d'ailleurs quelques-unes des premières observations que nous avons recueillies sur les nombreuses cures que nous avons faites.

Observations cliniques recueillies.

I

Notre appareil a été employé pour la première fois sur un jeune élève de notre clinique dentaire qui, après dix-huit mois de traitement infructueux pour une angine granuleuse, voulut bien se soumettre à l'essai de notre mode de traitement.

En moins d'un mois de l'application de notre appareil et de *l'inhalation constante* de vapeurs d'acide phénique, de benjoin et de tolu, il avait recouvré la voix et ne ressentait plus de douleurs dans la déglutition. Depuis cette époque, septembre 1883, il se porte parfaitement bien.

Pendant les premiers huit jours, le médicament était renouvelé toutes les deux heures; ensuite, quatre fois le matin jusqu'à midi; puis de une à 6 heures, de 8 à 10 heures du soir, et enfin, de 10 heures du soir jusqu'au matin

II

La seconde application de cette nouvelle méthode de traitement fut faite sur nous-même, du 16 septembre au 5 octobre 1883.

Atteint depuis quinze ans d'un catarrhe bronchique avec emphysème, que le climat de Lyon avait rendu plus tenace, nous étions souvent, pendant l'hiver, forcé d'interrompre nos occupations et de garder le repos à la chambre, en nous entourant des précautions et des remèdes usités en pareil cas.

L'emploi de notre *inhalateur dentaire*, garni de coton imbibé de glycérine, d'acide phénique, de créosote de hêtre, baume de tolu ou de phénate de soude, nous a permis de respirer très facilement, d'éviter les accès d'oppression de la nuit, et en un mot, d'amener, dans l'espace de vingt jours, une grande amélioration.

Bien que nous n'éprouvions absolument plus rien, nous continuons à porter de temps en temps, en hiver seulement, notre appareil, pour nous prémunir contre de nouvelles rechutes.

Un avantage de notre appareil, c'est que, lorsqu'on l'a porté pendant deux ou trois heures, l'haleine reste encore longtemps saturée du principe médicamenteux qui a été absorbé. Quant à l'amélioration, elle est sensible dès les premières quarante-huit heures.

Observation recueillie sur un cas de phthisie avancée au deuxième degré.

III

Le 15 novembre 1883, s'est présentée à notre clinique gratuite, Mlle Louise Buisson, cours de la Liberté à Lyon ; d'un tempérament lymphatique, pommettes osseuses et d'une pâleur livide. Le père nous dit que sa fille avait été nourrie au lait de chèvre jusqu'à l'âge de 22 mois, et que la mère était morte poitrinaire à 23 ans, quatre mois après la naissance de sa fille. Son grand-père maternel mourut également phthisique à 31 ans.

A l'auscultation, nous constatâmes une tuberculose pulmonaire du deuxième degré à marche rapide, cavernes profondes jusqu'au centre des poumons, le poumon droit plus atteint. L'expectoration très abondante, crachats verts grisâtres, pas d'appétit, fortes sueurs la nuit.

Le 18 du même mois, nous lui posâmes un de nos *inhalateurs dentaires* et notre mode de traitement commença le jour même par des *inhalations* à 2 °/₀

d'acide phénique : le matin, de 8 heures à midi ;
le soir, de 2 à 6 heures avec de l'acide phénique
et de l'iode ; de 8 à 10 heures du soir, acide
phénique, et pour la nuit, acide phénique,
créosote de hêtre, baume de tolu, essence de
citron.

Le traitement sévèrement suivi et l'*inhalation*
étant *continue*, l'expectoration, d'abondante
qu'elle était au début, avait diminué de moitié au
douzième jour. Les crachats avaient heureusement changé d'aspect.

Un peu d'appétit était revenu ; les sueurs nocturnes devinrent à peine sensibles.

Le trentième jour, peu de toux, peu d'expectoration, plus de sueurs nocturnes ; l'appétit sensible-
ment meilleur. A l'auscultation, les craquements
humides à peine perceptibles.

Le 29 décembre même année, nous revîmes
notre malade ; la marche de la maladie s'était
arrêtée par enchantement. A l'auscultation, les
cavernes s'étaient cicatrisées, plus de craquement
ni de gargouillement humide ; notre jeune malade
mangeait assez bien et n'expectorait plus ; le teint
avait pris un peu de couleur.

Nous engageâmes Mlle Buisson à continuer les
inhalations permanentes encore deux ou trois
mois, ensuite, faire des cures de vingt jours
tous les deux mois, et porter notre *inhalateur*

dentaire longtemps la nuit et pour les sorties des jours pluvieux et humides.

Depuis, nous n'avons plus revu notre malade, mais voici la lettre que son père nous a adressée :

Boussac (Creuse), le 15 septembre 1884.

M. le docteur Pradère, dentiste à Lyon.

Monsieur le Docteur,

J'ai vivement regretté d'être parti de Lyon, que j'ai dû quitter faute d'ouvrage, sans vous avoir remercié des bontés que vous avez eues pour nous.

Je vous écris donc, ce jour, avec les yeux pleins de larmes de reconnaissance, pour vous dire que ma fille est aujourd'hui en parfait état de santé ; vous ne la reconnaîtriez plus tant elle est fraîche et grassotte. Elle mange comme moi.

Je puis vous assurer, Monsieur le Docteur, que ma fille vous doit la vie, car, à la vérité, vous l'avez arrachée à la mort.

Moi qui avais dépensé toutes mes économies pour la soigner, sans résultat, je voyais même avec douleur, la maladie suivre son chemin dévastateur ! En vérité, je ne puis encore revenir de la rapidité avec laquelle votre *système continu d'inhalation* a eu raison de cette maladie terrible, en si peu de temps.

Agréez...

Pierre BUISSON
Cordonnier.

Observations recueillies sur des phthisiques tuberculeux.

IV

CLINIQUE GRATUITE DU 22 NOVEMBRE 1883

Mlle Marie Richenot, couturière, âgée de 21 ans, rue Pierre-Corneille à Lyon. — *Tuberculose du second degré,* confirmée par l'auscultation. — Toux pénible, crachats abondants, sueurs profuses que le sulfate d'atropine avait à peine arrêtées ; appétit disparu, diarrhée depuis dix jours. — Traitement par notre *nouvelle méthode.* — Les médicaments employés en *inhalations continues*, nuit et jour, étaient : Acide phénique, iode pour le jour ; acide phénique, créosote de hêtre et baume de tolu pour la nuit. — L'arrêt de la maladie a été marqué le seizième jour ; un peu d'appétit était revenu ; presque plus de sueurs ; la diarrhée avait cessé ; l'expectoration diminuée. — Cette fille, que nous avons revue le 5 mars 1884, se portait très bien.

Afin de combattre énergiquement l'anémie, nous

fîmes mettre du lacto-phosphate de chaux et du fer dans le mélange phéniqué, et continuer encore deux ou trois mois nos *inhalations*. — Nous avons eu occasion de revoir Mᶫᶫᵉ Richenot, quelquefois depuis, sa guérison est parfaite. La peau du visage a repris sa coloration et le corps un peu d'embonpoint.

V

CLINIQUE GRATUITE DU 29 NOVEMBRE 1883

M. Joseph Durand, matelassier, 29 ans, rue des Tables-Claudiennes. — A l'auscultation, nous constatons *une tuberculisation pulmonaire au troisième degré*, à marche destructive ; sujet très maigre, pas de force, sueurs extraordinairement abondantes la nuit ; appétit nul, crachats épais sanguinolents, selles terreuses. — Ce cas est un des plus graves qu'on puisse traiter. Si l'acide phénique iodé, combiné avec le fer, n'avait pas été toléré, notre malade était perdu en peu de temps. Il se serait éteint lentement, succombant à la consomption.

Grande fut notre surprise, quand cet homme vint nous revoir après quinze jours seulement de notre traitement par *inhalations continues*.

Véritable résurrection. — Notre malade se trouvait mieux, il commençait à manger un peu, l'expectoration était aisée, la toux et les crachats moins fréquents ; un peu de force était revenue, les selles avaient changé d'aspect, la transpiration était diminuée de moitié.

Ce malade, qui a pu supporter pendant huit mois continus *notre médication curative*, a, sur nos conseils, changé de métier et est parti guéri pour le Canada, quinze mois après le début de notre traitement. — Les cavernes des deux poumons de ce phthisique se trouvaient entièrement cicatrisées.

Cet homme avait déjà perdu ses deux frères tuberculeux, l'un âgé de 19 et l'autre de 24 ans.

VI

CLINIQUE GRATUITE DU 10 DÉCEMBRE 1883

S'est présenté : M. Léon Arnoud, 23 ans, ouvrier sellier, rue Molière.

Auscultation : — phthisie bien prononcée au premier degré, que nous avons combattue et dont nous avons cicatrisé les plaies en quarante jours, par des *inhalations permanentes* d'acide phénique, un gramme, créosote de hêtre, un gramme, baume de tolu et de l'iode. — La toux a disparu complètement ; la poitrine ne donne plus la moindre inquiétude. — Le malade a repris son travail le quarantième jour, mais notre inhalateur est porté quand même de temps en temps. — La rapidité de cette cure a surpris plus d'une personne.

L'acide phénique était constamment maintenu à 1 °/₀, la créosote également.

Cette surprenante cure nous a toujours servi de base pour tous les autres cas.

VII

Clinique gratuite du 17 décembre 1883

Mlle Cécile Guillot, 19 ans, repasseuse, rue Saint-Jean. — Phthisique au deuxième degré. — Très lymphatique, pâle, petite toux sèche, point de menstrues depuis plus de quatre mois.—Maladie réfractaire pendant quinze mois à toute médication, que l'usage d'un de nos *inhalateurs* a pu vaincre complètement en six mois, par des *inhalations continues*. — Les règles avaient fait retour au douzième jour de notre nouveau traitement. — Médicaments employés :

Glycérine, gomme, acide phénique, iode, térébenthine, créosote de hêtre, lactate de fer, essence de citron.

VIII

Clinique gratuite du 21 décembre 1883

M. Julien Bert, 38 ans, emballeur, rue Grôlée.— Atteint d'une angine granuleuse depuis trente mois, voix complètement éteinte, grande difficulté et même forte douleur dans la déglutition. — Nos *inhalations permanentes* d'acide phénique, de créosote et de benjoin, ont guéri notre malade en trois semaines. — Notre *inhalateur* a quand même été porté vingt jours de plus, par intermittence ; le quarantième jour le port de l'appareil a été supprimé. Ce malade, que nous avons eu occasion d'occuper huit mois après notre cure, ne ressentait absolument plus rien et se portait à merveille.

IX

Clinique gratuite du 28 décembre 1883

Madame Julia Maçon, 24 ans, ménagère, cours Gambetta. — Phthisique au deuxième degré. — Mariée à l'âge de 17 ans et demi, sans enfants. — Son père et sa sœur sont morts phthisiques : le père à 28 ans, la sœur à 17 ans. — Pas de maladie antérieure. — A l'auscultation des poumons, nous entendons des craquements secs et humides ; râle crépitant vers la moitié du poumon droit, matité au poumon gauche, époques suspendues depuis le mois de mai 1883. Crachats abondants, forte diarrhée. La malade se trouvait très fatiguée d'un long traitement dont elle n'avait obtenu aucun effet. — Sous l'influence de notre traitement par *inhalations continues* de vapeurs phéniquées et iodées, les hémoptysies ont cessé au seizième jour ; la diarrhée arrêtée, les époques revenues. Au dix-huitième jour de notre traitement, nous avons ajouté du lactate de fer à notre médication, pour combattre l'anémie. — La marche de cette phthisie de deuxième degré a été arrêtée brusquement vers le vingt-cinquième jour.

Nous avons revu cette malade deux mois après dans un état tout-à-fait satisfaisant : plus de craquements secs ni humides, le teint avait repris de la couleur.

Nous n'oublions jamais de dire à nos malades, de porter encore longtemps *notre inhalateur dentaire*, afin d'éviter les rechutes.

X

CLINIQUE GRATUITE DU 31 DÉCEMBRE 1883

Madame Marguerite Gauthier, 26 ans, tisseuse, cours Perrache, mariée à 19 ans et mère de deux enfants qu'elle a élevés au biberon. — Son père et sa mère étaient morts de la poitrine. Cette femme est d'une maigreur extrême, point d'appétit ; râles ronflants et sibilants, crachats sanguinolents gris-vert, transpiration abondante, la poitrine est toujours mouillée de sueur. Elle n'a pas revu les menstrues depuis sa dernière grossesse, soit depuis trente-un mois; la diarrhée est intense. L'état physique de cette femme fait compassion. — Nous nous trouvons en présence d'une *tuberculose pulmonaire* bien avancée au troisième degré.

Ce cas de pathologie extrêmement grave, nous fait craindre que notre méthode curative ne puisse être tolérée. — Malgré tout, nous lui posons *un de nos inhalateurs* le 2 janvier 1884. — Traitement : Acide phénique, iode, fer et essence de citron en *inhalations continues,* renouvelées toutes les heures au matin; essence de térébenthine au lacto-phosphate de chaux, essence de citron, de 2 à 6 heures du soir ; acide phénique, iode et fer, de 8 à 10 heures du soir ; et enfin pour la nuit, acide phénique, créosote de hêtre, baume du Pérou et essence de citron.

Tout d'abord, tolérance parfaite des médicaments, grâce à l'essence de citron ou de menthe qui en masque le goût et les rend très agréables.

Par cette médication, nous avons eu le bonheur de voir disparaître rapidement tous les symptômes alarmants ; l'arrêt de la maladie a été brusque au douzième jour et les cavernes cicatrisées en moins de trois mois.

Notre malade, qui devait partir pour la Savoie, est venue nous voir le 26 mai 1884. L'appétit qui faisait défaut est revenu, les forces ont repris et la malade se considère comme entièrement guérie. — Néanmoins, l'usage de nos *inhalations continues* seront maintenues encore quelque temps.

XI

CLINIQUE GRATUITE DU 5 JANVIER 1884

Madame Thérèse Dumas, 22 ans, ménagère, rue Tronchet. — Angine granuleuse depuis quinze mois; rien du côté des poumons. — Nous voyons les muqueuses du pharynx et du palais hypérémiées, avec de nombreuses granulations; l'haleine fétide, toux rebelle avec amaigrissement, son caractère est devenu triste.

Traitement: — Mélange d'acide phénique, iode et baume du Pérou dans de la glycérine et gomme arabique en *inhalations permanentes*. — Vingt jours ont suffi pour en avoir raison, la malade se trouve parfaitement guérie.

XII

CLINIQUE GRATUITE DU 12 JANVIER 1884

Pierre Laubert, 30 ans, teinturier, cours Charlemagne, tuberculeux depuis deux ans.

Cet homme a perdu deux femmes phthisiques: sa première, âgée de 19 ans, est morte dans le sixième mois et demi de sa première grossesse et neuf mois de mariage. Sa seconde, sans enfants, est décédée à l'âge de 22 ans, après vingt-six mois de mariage.

Ce malade nous assure n'avoir vu aucun cas de phthisie dans sa famille, ni du côté paternel, ni du côté maternel. Son père est mort à 63 ans et sa mère se porte fort bien, quoiqu'elle ait 57 ans.

Pierre Laubert dit s'être toujours très bien porté jusqu'à un an avant le décès de sa seconde femme, et ne se cache pas pour dire que c'est cette dernière qui lui a donné la maladie qui le ronge.

La physionomie de cet homme est triste : ses yeux sont petits et larmoyants, ses pommettes saillantes, il tousse et crache beaucoup, la diarrhée est intense.

Il est certain que la contagion est flagrante chez ce malade, et, bien qu'il n'y ait pas d'antécédent dans sa famille, tout porte à croire qu'il en portait en lui le germe ; car, si le terrain n'avait été propice à la culture du microbe des phthisiques, il est plus que probable que cet homme n'aurait pas été contaminé.

Du reste, tous les physiologistes reconnaissent que, quiconque, par exemple, vit habituellement dans la chambre d'un phthisique, si son organisme est affaibli par des causes diverses : Scrofule, syphilis, anémie, dyspepsie, etc... il sera forcément et fatalement condamné à devenir phthisique lui-même.

Ce malade, qui avait épuisé sa bourse dans des médicaments de toutes sortes, a été rapidement guéri par notre *nouvelle méthode d'inhalation continue*. — Nous avons vu la marche de sa maladie s'arrêter brusquement le neuvième jour, et le calme complet s'était opéré dans l'intérieur thoracique au vingt-deuxième jour.

Après cinquante jours de *notre traitement*, nous avons trouvé M. Laubert en parfait état de santé. Il n'y a plus de transpiration, le sommeil est tranquille, plus de toux, l'appétit est bon et régulier.

Le malade a retrouvé son embonpoint et son activité ; il a repris son travail. Pierre Laubert se déclare, avec raison, complètement guéri.

Par mesure de prudence et afin d'éviter toute rechute, nous conseillons à notre malade de continuer encore quelque temps *nos inhalations* tout en vaquant à ses occupations.

XIII

CLINIQUE GRATUITE DU 19 JANVIER 1884

Madame Claudine Schuster, 25 ans, mère de trois enfants, montée du Gourguillon. — *Phthisie pulmonaire* de deuxième degré très avancée, non réglée ; tous les médecins la considèrent comme n'offrant aucune ressource à un traitement quelconque. — Son père est mort de phthisie à l'âge de 34 ans. Cette malade est très décharnée et d'une faiblesse extrême. — L'auscultation ne laisse aucun doute sur l'existence d'une tuberculisation profonde et très étendue ; les crachats sont purulents et abondants ; elle sue toutes les nuits et peut à peine se lever.

Notre traitement continu, heureusement toléré, a donné une amélioration réelle au bout de dix jours : toux moins fréquente, l'expectoration plus aisée, l'appétit un peu meilleur, la digestion plus facile. — Le vingtième jour, arrêt brusque de la marche de la maladie.

Au bout de cinq semaines d'*inhalations* jour et nuit, elle pouvait se promener seule à pied, mangeait, digérait avec facilité quelques aliments de son goût ; ses règles avaient fait retour, elle avait aussi repris de l'embonpoint.

Vers la fin du troisième mois, il ne restait seulement que quelques traces de cavité du poumon droit ; elle mange avec plaisir, dort d'un bon sommeil, et elle a passablement engraissé. En somme, son état est des plus rassurants. — La guérison a été complète après neuf mois de traitement.

XIV

Clinique gratuite du 24 janvier 1884

Mlle Victorine Jouve, 21 ans, modiste, rue Juiverie.

Tuberculisation pulmonaire, à la période de ramollissement, laryngite chronique. La toux est si pénible que la malade ne veut pas sortir de sa chambre ; elle mange très peu.

Les *inhalations constantes* d'acide phénique, d'iode, d'essence de térébenthine et de baume du Pérou, ont obtenu un succès d'autant plus remarquable que la guérison s'est opérée en un mois. — Bien que cette jeune fille paraisse guérie, les *inhalations nuit et jour* doivent se continuer encore un bon mois, afin de se prémunir contre toute rechute.

XV

CLINIQUE GRATUITE DU 24 JANVIER 1884

Mlle Louise Roux, 18 ans, sans profession, rue Voltaire. — Phthisie tuberculeuse au deuxième degré, point d'antécédent héréditaire connu. — La mère dit que sa fille a beaucoup maigri et que ses époques ont été supprimées depuis le mois d'octobre 1883.

A l'examen, nous entendons une sonorité exagérée dans les parties inférieures des deux poumons, râles, craquements secs au poumon droit ; la toux très fatigante, notamment le soir et le matin, les crachats sont épais, verdâtres, mêlés parfois de quelques stries sanguinolentes ; point d'appétit.

En dix jours d'inhalations continues, jour et nuit, la toux avait diminué, les crachats changé de caractère, un peu d'appétit était revenu. — L'arrêt brusque de tous les symptômes a été constaté le quinzième jour et l'amélioration avait notablement continué.

Au vingt-cinquième jour de *notre traitement*, la mère de cette jeune fille est venue nous dire que notre malade ne toussait plus depuis trois jours, qu'elle dormait bien et que l'appétit lui était revenu.

Mlle Roux vint, par reconnaissance, nous voir huit mois après le début de notre médication ; elle doit partir pour Paris chez sa tante ; elle s'est pesée, et nous dit avoir augmenté de douze kilogrammes. — Ses parents assurent qu'elle n'a jamais été si bien portante.

XVI

CLINIQUE GRATUITE DU 3o JANVIER 1884

Léon Girolet, 54 ans, tourneur sur cuivre, quai Claude Bernard. — Asthmatique. — Cet homme a eu plusieurs bronchites dans sa vie qu'il a soignées de son mieux. Actuellement, il lui est impossible de faire la moindre petite course, toute montée l'étouffe. — Les accès d'asthme sont fréquents la nuit et il ne peut dormir qu'assis sur son lit.

A l'aide de notre *inhalateur permanent*, l'arrêt de tout accès d'asthme, des plus violents, est presque instantané.

Dans le traitement continu, les inhalations sont faites avec : Acide phénique, iode, créosote de hêtre, éther et chloroforme.

Ce malade est venu nous revoir, chemin faisant, après deux mois, et nous a certifié avoir été guéri vers le vingt-cinquième jour de traitement.

XVII

CLINIQUE GRATUITE DU 7 FÉVRIER 1884

Mlle Françoise Martel, 20 ans, tisseuse, rue Garibaldi.— Tuberculose pulmonaire héréditaire; sa mère avait succombé à la même maladie à l'âge de 21 ans, juste deux ans après ses couches.

A l'auscultation, nous constatons des lésions cavernuleuses profondes, principalement du côté du poumon gauche, ce qui porte à croire que nous sommes en présence d'une phthisie arrivée à sa troisième période. — Craquements humides, gargouillements.— La malade tousse beaucoup et n'a pas un instant de repos. Elle dit avoir presque toujours toussé; — elle rend des crachats sanguinolents, ses règles sont supprimées depuis plus de quatre mois. Elle a toutes les peines du monde à monter les escaliers jusqu'à sa chambre qui se trouve au troisième étage; les sueurs nocturnes l'épuisent et elle a perdu l'appétit. — Elle nous dit aussi avoir maigri considérablement et avoir, avec cela, une forte diarrhée.

L'énergie de nos *inhalations*, qui ont l'avantage de porter le remède directement dans le sang et sur les plaies internes, ont arrêté court tous les symptômes alarmants dans les dix jours. — Plus de sueurs la nuit au quinzième jour, un peu d'appétit était revenu, plus de diarrhée vers le dix-huitième jour. Le trentième jour, plus de craquements humides, quelques râles seulement.

Au quarante-cinquième jour facies bon, couleurs généralisées, la malade est devenue forte. — Nous recommandons à cette jeune fille de continuer nos inhalations sans interruption. — Nous revoyons notre malade le 6 juin 1884, soit après quatre mois de traitement par *inhalations permanentes*, sa santé est tout à fait excellente.—Néanmoins, nous conseillons, pour quelque temps encore, des *inha-*

lations intermittentes de notre *composition*, dont le goût et la puissance sont cent fois supérieurs à ce que l'on a dans les forêts de sapins.

XVIII

Clinique gratuite du 10 février 1884

M. Eugène Simon, 43 ans, menuisier, rue Sainte-Catherine. — Catarrhe bronchique : — Toux opiniâtre et quinteuse surtout le matin et le soir; crachats épais et abondants. Son frère est mort à 3o ans de la poitrine. Les *inhalations permanentes* pendant vingt jours ont suffi pour amener une complète guérison.

XIX

Clinique gratuite du 17 février 1884

M. Jean Morel, 23 ans, poêlier, rue Bugeaud. *Phthisique* au deuxième degré. — Tout d'abord, tolérance parfaite de notre mode de traitement, à l'inverse de ce qui s'était produit avec d'autres préparations. Sous l'influence de notre excellente médication, la chute du *mycélium* a été prompte et les plaies des poumons se sont cicatrisées en moins de deux mois ; les forces ont repris, toute trace du terrible mal a disparu et le malade se considère comme entièrement guéri.

Sur nos conseils, le malade doit continuer *nos inhalations* pour une période de deux ou trois mois au moins.

XX

Clinique gratuite du 26 février 1884

Madame veuve Magner, 36 ans, blanchisseuse, rue de Marseille. — Bronchite capillaire chronique ; ayant déjà perdu son mari d'une maladie de poitrine et ses deux enfants de méningites. — Cette femme n'est plus réglée. — Auscultation : on distingue un râle sous-crépitant, sonorité conservée, mucosités filantes.

Les *inhalations permanentes* de notre composé, *dit de sapin*, ont radicalement guéri la malade en moins de trente jours. — Nous l'avons revue plusieurs fois depuis, elle se porte parfaitement bien. Elle fait quand même des *inhalations* de temps en temps.

XXI

Clinique gratuite du 8 mars 1884

M. Barbet, Auguste, 32 ans, chauffeur, rue Bourbon. — Bronchite chronique rebelle, emphysème pulmonaire, dyspnée habituelle, accès d'asthme.— Forte constitution, respiration courte. En hiver, toux fréquente et par quintes, crachats épais, visqueux et verdâtres; les nuits étaient pénibles. Après avoir vainement épuisé tout l'arsenal des matières médicales, Barbet vint nous trouver. — En douze jours de notre traitement par *inhalations constantes*, il ne restait de sa maladie, qu'une faible dyspnée causée par l'emphysème. — Pour prévenir le retour des accidents qui, auparavant, se montraient avec facilité et violence, nous conseillons à ce patient de faire, pour quelques mois encore, des *inhalations intermittentes* tous les jours.

XXII

Clinique gratuite du 11 mars 1884

M. Emile Vincent, 49 ans, corroyeur, rue Tolozan. — Bronchite chronique qui le force à garder la chambre depuis quelque temps. — Guérison obtenue en trois semaines par le principe actif de nos *inhalations continues*.

Diphthérie.

XXIII

Observations : le 17 mai 1884, nous sommes appelé en toute hâte, rue de Chartres, auprès de Mlle Antoinette Vibert, âgée de 15 ans, atteinte d'une angine diphthéritique. — Quatre heures après empreinte prise, nous posons un de nos *inhalateurs permanents* et nous avons eu la satis-faction de voir les fausses membranes enlevées presque instantanément avec notre composé mé-dicamenteux d'acide phénique et tannique, éther, et la malade se remettre très promptement.

Le 26 mai 1884, chez un petit garçon de 12 ans, nous avons vu également les fausses membranes diphthéritiques se détacher très vivement.

En résumé, dans l'espace de trois ans, de 1883 à 1886, nous avons posé 252 inhalateurs, savoir : 72 pour phthisie pulmonaire, 59 pour catarrhes bronchiques, 36 pour asthmes, 18 pour bronchites capillaires, 21 pour angines granuleuses, 6 pour angines diphthériques, 40 enfin pour les affections suivantes : laryngites, pharyngites, catarrhe de la vessie et le diabète. Les bons résultats ont été rapides et couronnés de succès.

Vu les répétitions nombreuses et forcées que nous avons été obligé de faire, et enfin pour ne pas lasser le lecteur, nous arrêtons à vingt et quelques cas, les citations de nos observations recueillies. Du reste le format de ce petit ouvrage ne nous permet pas de nous étendre davantage. D'autre part, si nous n'avons pas fait un plus grand nombre de cures, il convient de tenir compte, en premier lieu, que nous ne faisons pas de la médecine générale, et qu'ensuite, notre découverte a rencontré les préjugés les plus passionnés, probablement sans doute parce qu'elle émane d'un *médecin-dentiste*.

Nous aurions désiré une grande lumière ; nous avons demandé, à cet effet, des groupes de malades dans les hôpitaux afin de prouver de *visu* et à nos frais que nous avons trouvé le seul moyen de *guérir la phthisie* : cette faveur nous a été refusée.

Nous n'avons pas la prétention d'avoir trouvé un vaccin contre la tuberculose en général ; mais ce que nous prétendons, c'est d'avoir trouvé le moyen de guérir la tuberculose pulmonaire et ses annexes,

par des *inhalations continues de nuit et de jour*. —
Les médicaments existent et sont parfaitement
connus par tous les médecins. Restait donc à
trouver le secret de pouvoir leur faire donner tous
leurs principes actifs médicamenteux par inhalations permanentes; personne autre qu'un *praticien en dentisterie* ne pouvait espérer arriver à
cette *découverte*.

— Le traitement de la rage après morsure, par
l'admirable découverte de l'immortel Pasteur, a
surchauffé les cervelles d'illustres physiologistes,
au point de les pousser à la recherche d'un vaccin
contre la tuberculose en général. — L'idée en est
sublime, nous en convenons, mais cet idéal paraît
invraisemblable.

Devions-nous donc, en attendant que ce rêve se
réalise, laisser périr nos concitoyens, et nous
borner à sourire à une nouvelle découverte qui est,
probablement encore, très lointaine?

L'inhalateur que nous possédons se place au
premier rang de tous les modes curatifs, par son
action rapide et durable, par la facilité qu'il
laisse au médecin d'élever ou d'abaisser les com-
positions pharmaceutiques et par la puissance
qu'il a de porter, avec méthode et d'une manière
continue, les vapeurs des solutions médicamenteuses sur toute la surface respiratoire. Il ne saurait en être autrement: l'air que l'on respire par la

bouche, frappe directement au palais où il s'imprègne des principes médicamenteux contenus dans notre inhalateur. Si l'on respire par les fosses nasales, l'air aspiré est alors inhalé par la quantité du remède que la salive entraîne dans l'acte de la déglutition. On comprend dès lors, aisément, le corps étant ainsi complètement saturé d'une manière lente, progressive et continue, de substances antiseptiques ou autres, qu'aucun bacille parasitaire, ou microbe en virgule quelconque, ne puisse résister à notre nouvelle méthode médicale curative.

Notre appareil, en variant la substance inhalée, peut être encore avantageusement utilisé dans les maladies épidémiques et contagieuses, comme préservatif puissant et capable de s'opposer à l'introduction des microbes dans l'organisme humain. Dans ces conditions, nous avons l'intime conviction que notre *Découverte* est appelée à nous ménager d'heureuses surprises dans le traitement des maladies de la vessie, du diabète, etc... L'avenir nous l'apprendra.

Nous devons, en outre, indiquer un autre mode d'action de notre inhalateur dentaire, c'est la saturation continue de la salive buccale par les principes médicamenteux employés dans l'appareil. La présence seule de l'inhalateur produit une augmentation de la salive, laquelle, étant déglutie, met en contact avec la muqueuse stomacale, une grande quantité du remède, et par conséquent corrobore ainsi les *bons effets* de l'*inhalation pulmonaire*.

Etant donné la grande facilité de renouveler à volonté les médicaments sans perdre, une minute, aucun de leurs principes, le médecin n'a-t-il pas là un des plus puissants concours et une voie ouverte au traitement parfois si difficile de certaines dyspepsies ? C'est ce qu'il sera très facile de mettre en évidence.

Nous estimons que si l'on a trouvé les *microbes*, principe de tant d'affections morbides, nous avons trouvé, nous aussi, la manière, avons-nous déjà dit, de les détruire individuellement, sur place, jusqu'à leurs plus profonds retranchements.

En résumé, nous assurons avoir découvert le grand moyen, sûr et pratique, de guérir la tuberculose pulmonaire et ses annexes, en favorisant l'absorption dans les voies respiratoires de substances médicamenteuses dont l'emploi était jusque-là difficile et nécessitait des appareils aspirateurs encombrants et coûteux ; de plus, avec notre *inhalateur dentaire*, le remède est porté directement sur les plaies internes, et l'effet produit n'est jamais interrompu, tandis que les appareils aspirateurs qu'on trouve dans le commerce ou aux stations thermales ne peuvent être utilisés que pendant une demi-heure ou une heure à peine, à moins que le malade ne reste confiné dans une chambre. Enfin le traitement peut être suivi sans interrompre en quoi que ce soit les occupations des patients.

Le phthisique a besoin non seulement de l'air du jour mais du soleil, tout en faisant son traitement. Seul notre système curatif peut lui procurer cet avantage.

Médicaments employés en *inhalations permanentes*, à l'aide de notre *inhalateur dentaire*, dans le traitement de la phthisie pulmonaire.

Prescription pendant les premiers cinq jours du traitement :

Le matin de 8 heures à midi, en renouvelant à toutes les heures, soit 3 grammes environ chaque heure.

Formule n° 1

	MINIMUM	MAXIMUM	MOYENNE
Glycérine........	90 gr.,	90 gr.,	90 gr.
Gomme Arabique	10 gr.,	10 gr.,	10 gr.
Acide phénique..	1 gr.,	2 gr.,	1.50 cent.
Teinture d'iode..	0.40 ou 10 gout.,	2 gr.,	1.20 ou 30 gout.
Essence de citron	0.75 cent.,	2 gr.,	1.50 cent.

Le soir, de 2 à 6 heures et de 8 à 10 heures, avec renouvellement à toutes les heures.

Pour la nuit :

Formule n° 2

	Minimum	Maximum	Moyenne
Glycérine...........	90 gr.,	90 gr.,	90 gr.
Gomme	10 gr.,	10 gr.,	10 gr.
Acide phénique..	0.50 cent.	1 gr.,	0.75 cent.
Créosote de hêtre	0.50 cent.	1 gr.,	0.75 cent.
Baume du Pérou	1 gr.,	10 gr.,	5 gr.
Essence de citron	0.75 cent.	2 gr.,	1.50 cent.

On peut mettre de l'essence de menthe si le malade la préfère à l'essence de citron.

Traitement à partir du 6me jour :

Pour combattre en même temps l'anémie.

Formule n° 3

	Minimum	Maximum	Moyenne
Glycérine........	80 gr.,	80 gr.,	80 gr.
Gomme Arabique	20 gr.,	20 gr.,	20 gr.
Acide phénique..	1 gr.,	2 gr.,	1.50 cent.
Teinture d'iode..	0.40 ou 10 gout.,	2 gr.,	1 gr. ou 30 gout.
Lactate de fer ...	0.33 cent.	3 gr.,	2 gr.
Essence de citron	0.75 cent.	2 gr.,	1.50 cent.

Pour le matin, de 8 heures à midi, en renouvelant toutes les heures.

Si l'on préfère le protoiodure de fer au lactate, le médecin du malade sera seul juge.

De 2 à 6 heures du soir, à renouveler toujours d'heure en heure.

Formule nº 4

	MINIMUM	MAXIMUM	MOYENNE
Glycérine..................	8o gr.,	8o gr.,	8o gr.
Gomme	20 gr.,	20 gr.,	20 gr.
Térébenthine de Venise..	o.70 cent.,	2.10 cent.	1.5o cent.
Lacto-phosphate de chaux	o.5o cent.,	2 gr.,	1.25 cent.
Essence de citron........ .	1 gr ,	3 gr.,	2 gr.

De 8 à 10 heures du soir : formule nº 1.
Pour toute la nuit : formule nº 2.

OBSERVATION

Jamais nous n'avons vu survenir d'accidents d'intoxication par l'action prolongée de l'acide phénique, symptôme caractérisé par la présence de la coloration verdâtre des urines ; ce phénomène n'est probablement dû qu'à son absorption lente, bien que continue, dans la masse de l'organisme.— Cependant si quelque cas d'intoxication venait à se produire, on substituerait l'acide phénique par de l'acide borique, pendant 2 ou 3 jours ; les urines ayant repris leur couleur naturelle, il faudra revenir à l'acide phénique.

L'acide phénique est le corps le plus pénétrant et le plus capable de combattre l'infection générale du torrent circulatoire.

Ce genre de médication en *inhalations permanentes* doit être suivi régulièrement et continuellement pendant trois mois au moins, et après quelques jours de repos, nous engageons à faire recommencer le même traitement pour une période de vingt jours chaque mois, et ce jusqu'à complète guérison.

Dans le cas où quelque malade se trouverait un peu fatigué par le traitement continu des trois premiers mois, on pourra suspendre deux ou trois jours, de temps en temps ; mais nous insistons fortement pour que le malade porte *notre inhalateur* garni la nuit et pour les sorties des jours humides et brumeux, même quand il sera reconnu parfaitement guéri, afin d'éviter les rechutes.

A partir du premier jour du traitement, il faut faire aux phthisiques des frictions tous les soirs, juste au moment de se coucher, avec : Essence de térébenthine sur tout le *dos, jambes et bras.* — Le second jour, frictions dans le *dos* et la *poitrine*, avec de la teinture d'iode. Troisième jour, frictions d'alcool camphré, sur le *dos, poitrine, bras et jambes.* Continuer alternativement jusqu'à l'arrêt complet de la maladie.

Il faut aussi au phthisique une bonne nourriture d'après la gravité du mal, une hygiène sévère et des promenades en plein jour.

Pour la bronchite capillaire et le catarrhe bronchique, nous nous sommes toujours servi de la formule n⁰ 2. — Frictions dans le *dos* et la *poitrine* avec : Essence de térébenthine et teinture d'iode tous les deux jours, pendant quinze jours.

Contre l'asthme, en *inhalations permanentes*, formule n⁰ 2, ou :

Glycérine et gomme 100, pyridine de 4 à 5 grammes.

Ou encore :

Glycérine et gomme 100, chloroforme 10 grammes, éther 20 grammes.

Il n'y a pas d'accès d'asthme ni de quinte de toux qui ne soit arrêté presque instantanément par ces deux dernières formules.

Dans l'angine granuleuse :

Glycérine 90 grammes, gomme 10 grammes, acide phénique 2 grammes, iode 1 gramme.

Angine diphthéritique :

Glycérine et gomme 100, acide phénique 2 grammes, éther 20 grammes.

Contre catarrhe de la vessie :

Glycérine 80 grammes, gomme 20 grammes, térébenthine de Venise 2 grammes, essence de citron 2 grammes.

Dans le diabète :

Glycérine 90 grammes, gomme 10 grammes.

Créosote de hêtre 2 grammes.

Ou bien :

Glycérine 90 grammes, gomme 10 grammes.

Créosote de hêtre 2 grammes.

Bromure de potassium, quantité variable.

Essence de citron.

Anémie :

Glycérine 90 grammes, gomme 10 grammes, acide phénique 1 gramme, protoiodure de fer, quantité variable, essence de citron.

Dans certaines dyspepsies :

Glycérine 90 grammes, gomme 10 grammes.

Créosote de hêtre 1 gramme, pepsine 2 grammes.

Gastralgies ou affections nerveuses :

Glycérine 70 grammes, gomme 30 grammes, éther 30 grammes.

DEUXIÈME PARTIE

Revue des journaux de médecine.

A l'appui de notre découverte et des théories que nous avons émises dans cet opuscule, sur l'origine, la contagion et le traitement des maladies de la tuberculose pulmonaire, nos lecteurs verront avec plaisir, nous le pensons, nos assertions confirmées par les appréciations suivantes que nous empruntons aux hommes les plus compétents sur la matière.

DE LA CONTAGION

« La tuberculose, depuis de longues années, a écrit M. Truc, prosecteur à la Faculté, préoccupe spécialement le monde médical. Son étude a suscité de nombreux et importants travaux. L'extension progressive et la gravité habituelle de cette affection en feront longtemps encore le sujet de prédilection des recherches les plus variées. Grâce aux patientes observations des cliniciens et aux ingénieuses découvertes des expérimentateurs, beaucoup de points obscurs ont été éclaircis et de grands résultats définitivement acquis. Un pas décisif a été fait par MM. Villemin, Chauveau, etc., plus récemment par M. Koch. Les premiers ont démontré le caractère infectieux de la tuberculose ; le dernier a établi sa nature parasitaire ; de là, à la contagion, il n'y a pas loin. Toutefois, ajoute le savant professeur, le microbe générateur du tubercule ne se multiplie, ne vit point partout où il se dépose, partout où on l'introduit ; il a besoin d'un milieu favorable. »

M. le professeur Potain, dans un exposé très intéressant de la question de transmission de la phthisie, a fait l'histoire d'une femme indemne de tout antécédent tuberculeux, qui, après avoir soigné pendant trois ans son mari mort phthisique, devint tuberculeuse à son tour et dont l'affection a évolué en moins d'un mois. M. Potain croit pouvoir ranger ce cas parmi les exemples de transmission maritale de la phthisie. Il rappelle les opinions anciennes, traditionnelles sur la contagiosité de la tuberculose, l'appui que leur ont donné les découvertes de Villemin et de Koch.

L'agent le plus actif de transmission de la tuberculose, est-il dit dans la *Tribune médicale*, réside dans les crachats. Ceux-ci, recommande l'auteur de l'article, le docteur Ollivier, ne doivent être projetés ni sur le sol, ni sur les linges, où ils se transforment en poussières dangereuses. Il importe, en conséquence, que les malades crachent dans des vases contenant de la sciure de bois, et que ces vases soit vidés au moins une fois par jour et lavés à l'eau bouillante. Il serait prudent de veiller à l'application de ces mesures dans toutes les grandes agglomérations : écoles, casernes, etc... — *Il est certain que les porteurs de nos appareils n'ont rien à craindre des poussières des salles et des rues ; les antiseptiques mis dans nos inhalateurs permanents tuent instantanément, sur place, tout microbe qui s'introduit imprudemment dans la bouche.*

TRAITEMENT

M. le professeur Germain Sée ayant expérimenté la terpine que M. Lépine a récemment introduite dans la thérapeutique, a résumé ainsi les résultats de ses recherches : Elle diminue et tarit rapidement l'expectoration purulente dans les formes catarrhales de la phthisie. Son action est prompte, sûre et exempte d'inconvénients.

En inhalations continues par notre méthode, la terpine (térébenthène) nous a donné des résultats rapides, merveilleux, ce qui nous porte à croire que les médecins qui traiteront les malades par notre système ne manqueront pas de s'en servir.

La *Revue bibliographique des sciences médicales* publie, de son côté, une observation intéressante d'inoculation des bacilles de la tuberculose chez une jeune fille. Le sujet de l'observation ne présentait aucune trace de maladie avant l'inoculation et n'avait jamais eu la moindre manifestation scrofuleuse ou tuberculeuse.

Elle s'était inoculé accidentellement la tuberculose, en se piquant le médius de la main gauche, avec un morceau de verre brisé provenant du crachoir d'un phthisique dont l'expectoration était remplie de bacilles. Les docteurs Tschomeng et Studsgaard ont eu à soigner cette malade et ont constaté le fait dont il s'agit.

Le *Moniteur thérapeutique*, au sujet d'un inhalateur présenté à l'Académie de médecine par le docteur Sandras, conclut ainsi : « Si la thérapeutique doit faire quelque acquisition importante par le procédé des inhalations, — et nous en avons la conviction au sujet de la *phthisie*, — c'est certainement au moyen du pulvérisateur qu'elle y arrivera, parce que le pulvérisateur seul permet de faire parvenir jusqu'aux ramifications bronchiques toutes les substances solubles, et non plus seulement volatiles. »

Avec notre inhalateur, nous avons parfaitement ce moyen ; le malade n'a qu'à faire de fortes aspirations de temps en temps et le médicament parviendra infailliblement dans les plus profondes ramifications des bronches, sans fatiguer en aucune façon : par son action lente et continue, les plaies sont vite cicatrisées.

Dans une intéressante brochure sur un appareil portatif, destiné à faire pénétrer les médicaments à travers la peau,

M. le docteur Brémont fils, qui en est l'auteur, établit que de tout temps on a utilisé en médecine les fumigations, et il vante avec raison, selon nous, le système des appareils qui permettent de faire pénétrer dans l'organisme une quantité de médicaments que le tube digestif ne saurait jamais introduire.

Continuant, il fait l'éloge de la térébenthine qui est, dit-il, un médicament précieux en thérapeutique, mais dont l'emploi est difficile, à cause de la façon dont il est mal toléré par les organes de la digestion. Administré par nos appareils, ajoute l'auteur, ce remède, loin de troubler les fonctions de nutrition, surexcite l'appétit, rétablit les fonctions de la peau, si essentielles au maintien de la santé, et, loin d'être débilitant, devient tonique. Son action se continue en quelque sorte pendant toute la journée, car, après le bain, tous les plis de la peau en sont gorgés, et cependant nous n'avons jamais été arrêté dans nos traitements par les inconvénients qui résultent, dès les premiers jours, des frictions essayées bien souvent avec les liniments ou pommades contenant de la térébenthine, à plus forte raison avec ce médicament pur. Son influence efficace ne s'arrête pas le jour où cesse le traitement; grâce à la saturation de tout l'organisme, cette action se prolonge, et nous avons pu constater la présence de la térébenthine dans le sang onze jours après la fin du traitement.

Seule, l'inhalation lente et continue est apte à saturer complètement le corps et permet en outre à l'estomac, le plus délabré, de supporter le médicament prescrit par le médecin selon le cas de maladie. Nous masquons le goût de la térébenthine et autres substances employées dans nos inhalateurs, avec de l'essence de citron ou de menthe, au gré du malade.

D'autre part, M. le docteur Roy, une des sommités médicales, parle en ces termes de tous les appareils, et en particulier de l'inhalateur **Le Fort**. « En 1869, écrit-il, je fus atteint d'hémoptysie grave, consécutive à une congestion pulmonaire active. J'eus l'idée d'aller dans les pins faire de larges et fréquentes aspirations; j'obtins de cette gymnastique pulmonaire les meilleurs effets, et, depuis dix ans, je n'ai éprouvé aucun phénomène de congestion pulmonaire.

« Ayant eu à soigner trois de mes amis qui se trouvèrent plus tard dans des conditions analogues à la mienne, je les engageai à se livrer à la même gymnastique; le résultat obtenu avait été le déplissement des cellules pulmonaires d'abord et ensuite l'absorption immédiate des principes aromatiques.

« Pendant la longue convalescence, ajoute M. Roy, que je viens de faire à Mirambeau, j'eus assez souvent à traiter, en dehors de ma clientèle d'oculistique, des affections des voies respiratoires, je m'empressai alors de conseiller l'inhalateur **Le Fort**, qui me paraissait, par les efforts d'aspiration qu'il nécessite et par les principes aromatiques et volatils qu'il offre aux poumons, absolument apte à produire les effets que j'avais obtenus chez moi et chez mes amis. »

Par notre *découverte*, il n'est plus nécessaire d'aller dans les forêts de pins. A l'aide de notre *inhalateur permanent*, le malade peut se soigner l'hiver et l'été, la nuit et le jour, dans sa chambre ou dehors, et faire de larges et fréquentes aspirations en se promenant ou en faisant ses affaires. Nous avons composé, à cet effet, une formule dont le goût est agréable et donne un arôme supérieur à celui qu'on trouve dans les forêts de pins et de sapins. C'est un composé de glycérine, de gomme arabique, d'acide phénique, de créosote de hêtre, et d'essence de citron.

LES PHTHISIQUES PEUVENT-ILS SE MARIER

La question délicate de savoir si on doit permettre les unions entre phthisiques a été traitée récemment par plusieurs organes de la presse allemande et anglaise. Nous avons lu avec intérêt les articles dans lesquels les auteurs s'accordent à considérer les rapports sexuels comme fâcheux pour les phthisiques. Dans un article intéressant du *British medical journal*, le docteur Barnes proscrit ces unions à la fois dans l'intérêt des parents et celui des descendants.

« Ceux-ci forment, dit-il, une race dégénérée, exposée à toutes sortes d'accidents pathologiques, chez laquelle le moral se ressent de la dégénérescence physique. On trouve pour conséquence, dans la classe élevée, des individus en proie aux excentricités du sentimentalisme romantique et, dans les classes pauvres, des exemples de plus en plus nombreux de folie et d'abaissement intellectuel dont fourmillent les asiles et les prisons. »

Le docteur Henry Bennet, dont la compétence en pareille matière est connue, écrit de Menton au *British medical journal* une spirituelle lettre, où il expose ses opinions.

Nous la reproduisons dans son entier et remplaçons par cet article la clinique médicale.

« Je suis absolument de l'avis des médecins qui ont affirmé avant moi que le mariage est une source de grands dangers pour les jeunes phthisiques des deux sexes ; mais, dans les deux sexes ce n'est pas pour la même raison, et il est bon que ce point soit définitivement acquis par la science.

« Chez la femme, les rapports sexuels, même dans le cas d'abus évident, n'épuisent guère la constitution. Même chez la femme phthisique, cela ne devient une source de dangers réels, que lorsque survient une maladie utérine, ou une grossesse, accouchement et allaitement. Je suis d'accord avec le docteur Barnes, pour croire que la grossesse accélère constamment la marche de la phthisie. Je considère la grossesse comme la plus grave des complications de la phthisie. Comme cinq femmes sur six sont aptes à avoir des enfants, le danger du mariage pour une femme phthisique est très grand ; cependant aucun médecin ne peut consciencieusement le dire.

« Chez les hommes, le danger tient à une autre cause, l'abus des plaisirs sexuels. Il tient surtout à ce que, dans l'état actuel de la société, nous manquons d'une doctrine morale ou religieuse qui empêche les excès sexuels chez les hommes mariés. Cette question est délicate, mais il est nécessaire de la voir en face et de la discuter. En ma qualité de gynécologiste de vieille expérience, selon la formule moderne, j'adopte absolument l'avis de mon ami M. W. Acton, c'est-à-dire qu'il se fait beaucoup plus d'excès sexuels dans l'état du mariage qu'en dehors de lui. J'ai eu constamment à lutter avec cette difficulté dans le traitement des maladies utérines, et cela, dans toutes les classes de la société. Il semblerait que le lien du mariage devient la sanction de tous les abus sexuels, et cela, non seulement chez les gens légers et frivoles, mais chez beaucoup d'autres, qui sont bons, pieux et consciencieux.

« J'ai été étonné depuis longtemps, et j'ai souvent regretté que, par délicatesse sans doute, mais fausse délicatesse, le fait ne fut signalé nulle part dans les écrits médicaux. C'est ce fait, à mon avis, qui constitue le plus grand danger du mariage chez les jeunes gens qui sont phthisiques ou qui ont une tendance à le devenir. Ils se livrent à des excès, épuisent leurs facultés vitales ; ils deviennent victimes de cette maladie que favorise une vitalité déprimée. Ils auraient peut-être surmonté ou évité cet épuisement s'ils étaient restés célibataires, ou s'ils avaient été modérés dans leur vie d'époux. J'ai constamment dans ma clientèle, des exemples de ces faits de pathologie et de physiologie.

« Mais tout ceci ne saurait guère être considéré que comme des vues théoriques, car ainsi que le remarque le docteur C.-J.-B. Villiam, nous ne sommes guère consultés, et quand nous sommes consultés notre avis n'est guère suivi. Alors naissent des enfants de constitution faible ; comme le dit le docteur Barnes, beaucoup meurent en faisant leurs dents ou de diverses maladies de l'enfance, quelquefois ils grandissent pour devenir victimes de la même maladie que leurs parents. Ceux-ci ne peuvent leur donner ce qu'ils n'ont pas, la vitalité, la force, la santé : aussi leur part de vie est courte ; les Parques ne leur ont filé qu'un fil bien court, au bout duquel ils arrivent rapidement. Cependant, si un des parents est sain, en donnant à l'enfant une éducation et une profession compatible avec des soins hygiéniques, sa vie peut être prolongée jusqu'à son terme normal. Il reste donc quelque espoir.

« La conséquence pratique de ces faits saute aux yeux.

Un jeune homme prédisposé à la phthisie ou guéri de phthisie peut se marier et avoir des enfants qui seront forts et vivront; mais pour cela, il lui faut épouser une jeune fille saine et vraiment en santé, née et élevée à la campagne; il lui faudra être modéré dans ses rapports conjugaux, élever ses enfants hygiéniquement à la campagne, pour des occupations de campagne. S'il était actuellement en cours de phthisie, ce serait un acte de folie et de cruauté de sa part de se marier, il épuiserait ses forces, procréerait de malheureux enfants malades et ferait de son épouse une garde-malade.

Pour la jeune femme dans le même état, le danger est plus grand, car une ou plusieurs grossesses peuvent survenir, qui très probablement précipiteront la terminaison funeste. Dans la vie pourtant, ces considérations sont de peu de poids, à moins qu'il ne s'agisse de très jeunes gens absolument soumis au contrôle de parents raisonnables. Les phthisiques se marient et continueront à se marier comme les autres, consultant leurs affections et les considérations modernes, et montrant une suprême indifférence pour nos prédictions. Pour quelques-uns des plus aimables et des meilleurs des deux sexes, cette terrible maladie ajoute même un attrait au mariage. On pense à dévouer sa vie à l'objet de son affection et la maladie, les souffrances, la mort même n'effrayent plus.

« Dans cet état de choses, les lois naturelles et divines qui régissent la terre et ses habitants, sans prendre garde à leurs désirs et à leurs actions, viennent empêcher la dégénérescence des races. Tels sont les parents, tels sont les enfants. Les parents malades engendrent des enfants maladifs qui ne peuvent perpétuer une race forte, meurent comme les plantes qui meurent avant d'avoir fleuri et produit leur graine, et la terre demeure l'héritage des forts

Si on le prend ainsi, on voit que les phthisiques peuvent se marier et se marieront probablement comme les autres, jouissant ainsi comme les autres du bonheur de la vie conjugale et de la paternité, mais seulement pour un temps très-court.

« Philosophiquement, une vie courte est-elle une bien grande calamité? La parole du Nestor de la médecine : *Vita brevis ars longa*, est généralement acceptée comme une vérité; mais sa première partie est-elle bien vraie? La vie humaine est-elle courte quand elle est prolongée à sa durée moyenne? J'ai souvent pensé que cela était faux ; une telle vie est fort longue comparée à celle des animaux et de beaucoup de végétaux qui nous entourent. Même si nous la mesurons par les évènements politiques et les évolutions sociales, quelle longue série de faits charge la mémoire de ceux qui peuvent songer aux cinquante années qu'ils ont vécu! Combien d'hivers ils ont vu, combien de moissons ils ont consommées! Même un enfant qui meurt à huit ou dix ans, a vécu la vie entière d'un animal domestique : enfance, jeunesse, maturité, vieillesse.

« Dans les bonnes circonstances, l'enfant a eu une heureuse et joyeuse vie sans soins ni soucis. Le père et la mère auxquels il a donné les joies de la paternité et de la maternité peuvent-ils regretter de l'avoir eu?

« Aussi même si les phthisiques négligent nos avis et se marient, ne voulant *propter vitam perdere causas vivendi*, tout va bien en définitive et la race humaine ne dégénère pas. » (Extrait du *Journal de Médecine et de Chirurgie pratiques*.)

En détruisant les germes parasitaires de la phthisie et en régénérant le sang par une médication appropriée semi-liquide, avec le concours de *notre inhalateur permanent*, nous nous plaisons à croire que le médecin parviendra aisément, sinon à empêcher, du moins à diminuer, dans une proportion considérable, la mortalité des phthisiques, grâce à la double action médicamenteuse de notre nouveau procédé.

HÉMOPTYSIE. — INHALATION DE SOLUTION D'ACIDE GALLIQUE PULVÉRISÉ

Le docteur Waters, de Liverpool, préférait à tous les astringents employés contre l'hémoptysie, l'acide gallique, produit solide, blanc, provenant de la décomposition du tannin, et que l'on obtient en exposant à l'air une infusion de poudre grossière de noix de galle. Le docteur Waters le donne à la dose de 5o centigrammes toutes les heures ou toutes les deux, trois ou quatre heures, suivant la gravité des cas.

Le même acide peut s'administrer en solution aqueuse sous la forme de douche pulvérisée et il pénètre alors par voie d'inhalation, ce qui lui permet d'exercer une action beaucoup plus directe sur la muqueuse bronchique. Ainsi nous voyons dans le *Medical Record* que le docteur Holder obtient les effets les plus remarquables de ce mode d'administration de l'acide gallique dans les cas d'hémoptysie même abondante. Il a réussi, dit-il, chez plusieurs malades qui, à chaque expiration, rendaient les flots de sang.

Le seul inconvénient de ce moyen, c'est qu'il exige un pulvérisateur, mais le prix de cet appareil n'est pas tellement élevé qu'un praticien ne puisse se le procurer et imiter M. Holder, qui, ayant tout prêts son pulvérisateur et de l'acide gallique dans un flacon bien bouché, transporte le tout chez le malade qui l'appelle à la hâte, dissout l'acide dans de l'eau jusqu'à saturation et injecte immédiatement la solution pulvérisée.

(Journal de Médecine et de Chirurgie pratiques).

(Il faut que le malade puisse faire lui-même *ses inhalations continues* s'il veut guérir). Le médecin n'aura que l'embarras du choix dans les médicaments à prescrire.

APPLICATIONS ET INHALATIONS D'IODE POUR LA DIPHTHÉRIE

M. Prangley *(British medical journal)* pense, avec beaucoup d'auteurs, que bien que l'angine diphthérique soit la manifestation d'une maladie générale, il est important de faire un traitement local. Il conseille des applications quotidiennes de teinture d'iode faites sur la fausse membrane si elle est très adhérente, ou sur la surface dénudée si on peut enlever aisément la fausse membrane produite. En agissant ainsi, il pense qu'on en favorise la chute et que l'on prévient, dans une certaine mesure, l'extension du mal, vers le larynx ou les fosses nasales ; ordinairement, cinq ou six applications suffisent et quelquefois on a réussi avec deux. Il faut y joindre l'inhalation de vapeurs d'iode mêlées de vapeurs d'eau, surtout si le larynx est envahi. Ces inhalations peuvent être faites avec de l'eau contenant de plus en plus d'iode. On additionne un quart de litre d'eau bouillante de dix gouttes de teinture d'iode pour faire respirer le plus souvent possible. On augmentera progressivement la dose de teinture d'iode dans l'eau, pour aller jusqu'à 4 grammes. Mais il faut débuter par une dose très faible et ne pas augmenter trop vite, parce que le malade trouverait l'opération insupportable et s'y soustrairait.

La médication générale du même auteur n'a rien de particulier, il recommande un régime tonique : bouillon, vin, lait; du chlorate de potasse à faible dose, du fer, etc... Il ajoute qu'il y a eu d'excellents résultats, attribuables surtout à l'action de l'iode.

Faute de mieux, la teinture d'iode peut à la rigueur rendre de bons services, mais, comme dans la diphthérie, il n'y a pas un seul instant à perdre, rien ne pourra remplacer l'action énergique d'une inhalation permanente d'éther et d'acide phénique. Par notre méthode curative, les plaques muqueuses se détachent d'une manière surprenante et la guérison en est prompte.

Il serait sage, pensons-nous, que tout médecin qui soigne des maladies épidémiques ou contagieuses, portât, en pareil cas, un de nos inhalateurs dentaires à titre de préservatif.

SUR LES INJECTIONS DES MÉDICAMENTS GAZEUX DANS LE RECTUM

Note de M. L. Bergeon.

« Cette méthode de thérapeutique est basée :

« 1º Sur ce principe de physiologie établi par Cl. Bernard que l'introduction, par la voie rectale, de substances, même toxiques, n'offre pas de dangers tant que l'élimination pulmonaire n'est pas entravée.

« 2° Sur ce fait d'observation qu'un courant de gaz acide carbonique pur peut être introduit en quantité indéterminée dans les voies intestinales sans provoquer de désordres, si l'injection est faite avec les précautions voulues.

« Nous nous sommes servi de cette méthode dans plusieurs maladies ; nous donnons aujourd'hui les résultats que nous avons obtenus dans la phthisie pulmonaire.

« Après avoir essayé nombre de substances réputées balsamiques, parasiticides ou antiseptiques, nous avons fini par donner la préférence aux eaux minérales sulfureuses. Un courant de quatre à cinq litres de gaz acide carbonique traversant deux cent-cinquante grammes à cinq cents grammes d'eau minérale sulfureuse (Eaux-Bonnes, Allevard, Saint-Honoré, Challes), est introduit par le rectum deux fois par vingt-quatre heures.

« Après peu de jours d'emploi, nous avons constaté une diminution parvenant jusqu'à la suppression totale de la toux ; modification profonde, comme qualité et comme quantité, de l'expectoration ; suppression des sueurs ; relèvement de l'état général et cela non seulement dans la phthisie au début, mais dans la phthisie confirmée. Notre observation quotidienne de l'auscultation nous a permis de constater la disparition progressive des râles humides. Les résultats nous ont paru suffisamment encourageants pour demander à ce qu'ils soient contrôlés.— (Extrait du journal l'*Union Pharmaceutique*, — août 1886). »

Nous avons déjà dit ce que nous pensions de tous les appareils dont l'effet médicamenteux n'est qu'intermittent, tandis que le mal à combattre est permanent et progressif.

En théorie, tout est beau, mais au malade qui ne demande qu'à guérir, il lui faut autre chose que de belles phrases de rhétorique.

Il faut à tout prix une action directe et permanente d'un spray médicamenteux sur les plaies internes, si l'on veut avoir raison du terrible mal de la phthisie ; modifier le sang et tout l'organisme. S'écarter de cette pratique rationnelle, c'est ne vouloir guérir personne.

Notre découverte offre au médecin ce que le malade lui demande, c'est-à-dire la guérison ou tout au moins une amélioration prompte, sûre et durable.

ÉTIOLOGIE DE LA TUBERCULISATION

M. Peter professe que le tubercule est l'expression matérielle d'une déchéance de l'être, et que cette déchéance survient par le fait des troubles de nutrition ; toutes les fois que la nutrition est viciée, la tuberculisation est possible. Or, un des modes de la déviation de nutrition est celui qui se produit par alimentation insuffisante ou inanitiation, que cette inanitiation se fasse par les voies digestives ou par les voies aériennes. Pour celle qui se produit par les voies digestives, M. Peter signale ce résultat généralement passé sous silence ou même en opposition avec ce que l'on admet, à savoir que le rétrécissement de l'œsophage, quelle que soit sa nature, que le cancer et les autres affections de l'estomac, qui apportent un grave obstacle à la nutrition, déterminent souvent la tuberculisation. En effet, dans quatre cas de rétrécissement de l'œsophage, fibreux, cicatriciel ou cancéreux, observés par M. Peter, on a trouvé chaque fois des tubercules dans les poumons. De leur côté, M. Béhier et M. Gallard ont observé des exemples de cancer de l'œsophage et de tuberculisation pulmonaire simultanée. Lebert a trouvé la même complication cinq fois sur neuf cas de cancer de l'œsophage, c'est-à-dire dans plus de la moitié des cas. Pour montrer que la tuberculisation provient surtout non pas du cancer lui-même, mais du fait du rétrécissement, qui apporte un obstacle direct à la nutrition, on constate que, dans les statistiques de Lebert, la complication pulmonaire ne se montre que dans 1/17 des cas pour le cancer du sein, dans 1/6 pour celui de l'utérus, la loi d'antagonisme entre les deux diathèses n'est donc pas seulement renversée par les faits ; ceux-ci semblent démontrer qu'une diathèse, le cancer, peut, suivant sa localisation, en appeler une autre, la tuberculose. L'étude des affections organiques de l'estomac, lorsque la vie se prolonge suffisamment longtemps, vient confirmer cette manière de voir. Pour ce qui est du cancer de l'estomac, M. Peter, outre les cas qu'il a observés par lui-même, cite la statistique de Lebert qui porte cette coïncidence à 1/5 des cas. Quant à l'ulcère simple de cet organe qui, tout en portant à la nutrition une attaque des plus graves, est compatible avec une existence longtemps prolongée, il donne un résultat encore plus probant. Les chiffres de Jaksch, de Prague, démontrent que quelle que soit la forme de l'ulcère, la tuberculose vient le compliquer dans 1/3 des cas. Ainsi le nombre de cas de tuberculisation pulmonaire est d'autant plus grand que l'affection des voies digestives a permis, tout en portant à la nutrition une profonde atteinte, une plus longue durée de la vie. Enfin, ce qui peut produire une grave lésion matérielle de l'œsophage et de l'estomac, une simple névrose de cet organe, persistante et allant jusqu'à l'inanitiation volontaire, peut également le déterminer. C'est ce que prouvent bien les faits cités par M. Lasègue et qu'il décrit sous le nom d'anorexie hystérique. Dans ces cas, les malades qui souffrent de l'estomac après avoir mangé se privent volontairement de nourriture pour éviter la douleur. Après une tolérance plus ou moins prolongée, l'organisme s'affaiblit, l'amaigrissement survient et la névrose devient la cause occasionnelle indirecte de maladies à terminaison fatale, et au premier chef de la tuberculisation pulmonaire.

(Journal de Médecine et de Chirurgie)

MORTALITÉ PAR LA PHTHISIE PULMONAIRE

M. Lecadre, du Havre, lit un mémoire sur ce sujet. L'auteur envisage d'abord les causes ordinaires, comme le défaut d'hygiène, la misère des ouvriers des villes, l'émigration des ouvriers de la campagne dans les grands centres industriels ; puis, parmi les causes directes, l'influence des hautes altitudes, qui, malgré l'action favorable qu'elles auraient généralement d'après M. Jourdanet, présentent quelquefois des exceptions remarquables, comme le prouve le cas des religieux du Saint-Bernard, qui sont très sujets à la phthisie. La phthisie des rémouleurs, des charbonniers et des joueurs d'instruments à vent, est encore une étiologie directe. Toutes les causes inhérentes à l'organisme (scrofules, hérédité, etc.) rentrent dans les causes indirectes. La prophylaxie de la phthisie doit résulter de l'étude bien complète de cette étiologie multiple. M. Houzé de l'Aulnoit ne partage pas l'opinion de M. Lecadre au sujet de l'exercice pulmonaire, qui, selon lui, ne doit pas être défendu aux phthisiques (chant et instruments à vent), il pense que si les altitudes élevées peuvent leur être utiles, c'est précisément en favorisant les grandes expansions pulmonaires.

(Lu au *Congrès scientifique de Nantes*.)

TRAITEMENT CHIRURGICAL DES CAVERNES PULMONAIRES

Nous trouvons rapportées par plusieurs journaux étrangers ou français les observations du docteur Mosler, de Greifswald, qui vient de remettre en honneur l'ouverture, la thérapeutique chirurgicale des cavernes pulmonaires chez les phthisiques. L'idée n'est pas neuve, dit le *Lyon Médical*, car Barry a proposé ce traitement, Mass, von Herff, Hooken ont repris cette idée.

Il y a eu encore un chirurgien, Craux, de Bruxelles, qui avait tenté cette pratique avec des résultats, disaient ses élèves, qui n'étaient pas absolument décourageants.

Le docteur Mosler a d'abord, *sur deux malades, fait des ponctions* avec l'aspirateur, et sur l'un d'eux fait cinq fois des injections au permanganate de potasse dans la caverne. Dans un troisième cas, il ouvrit largement la caverne, l'évacua des masses purulentes, il fit des injections au permanganate de potasse par l'incision et aussi *des pulvérisations d'acide phénique*. On maintint la plaie béante avec un tube d'argent. Dans le cours du traitement, il survint une hémoptysie, et une solution de perchlorure de fer *pulvérisée*, par l'ouverture, arrêta l'hémoptysie.

Le malade ne mourut que trois mois après l'opération. Ces résultats n'ont pas découragé l'auteur, qui pense qu'ils démontrent que le poumon est beaucoup plus tolérant qu'on ne le dit et qu'on pourra traiter directement ainsi, non seulement les cavernes, mais beaucoup d'autres lésions pulmonaires.

CONTAGION DE LA PHTHISIE DU MARI A LA FEMME

Le docteur Weber a cité, à la Société Clinique de Londres, des cas démonstratifs de ce fait. Il a étudié cette question dans sa pratique depuis vingt ans, son attention ayant été attirée sur ce point par quelques exemples frappants.

Il a l'histoire complète de vingt-neuf mariages de femmes présentant des signes de phthisie plus ou moins marqués et ayant épousé des hommes bien portants, et de cinquante et un mariages entre hommes déjà malades et femmes de bonne santé. Tandis qu'il n'y eut qu'un mari des vingt-neuf femmes malades qui devint phthisique, seize des femmes bien portantes mariées aux hommes atteints déjà moururent de phthisie. Les seize femmes étaient les épouses de neuf maris, l'un d'eux ayant perdu quatre femmes, un autre trois, quatre, deux et trois seulement une.

Le Docteur Weber donne un aperçu de l'histoire de ces neuf maris et seize femmes et discute les points suivants : 1º La contagiosité de la phthisie du mari à la femme n'est pas établie, mais est rendue probable. Il est difficile en effet de regarder ces résultats comme purement accidentels; 2° Les marques de la contagion semblent ne résulter que rarement de l'inhalation pulmonaire, quoique ce ne soit pas impossible, mais plutôt du liquide séminal soit par absorption directe de ce dernier, soit indirectement par le fœtus; 3° l'objection que l'on a faite que, dans ces cas, les maris malades étaient infectés de syphilis, ne résiste pas à l'examen des faits pour ce qui concerne les hommes et même les femmes, l'autopsie n'ayant rien démontré de relatif à ce fait; 4° la marche rapide de la maladie chez les femmes atteintes lui donne le caractère de la phthisie galopante, tandis que l'affection, chez les hommes atteints primitivement, revêtit un caractère chronique et torpide amenant cependant, dans tous les cas semblables, la terminaison fatale, mais longtemps après la mort des femmes.

(British medical journal).

TROUBLES PSYCHIQUES DANS LE COURANT DE LA PHTHISIE

Les troubles qui ne constituent qu'un état de tristesse et de préoccupations maladives, quand ils se produisent au début de la phthisie, peuvent arriver, dans les périodes plus avancées, à un véritable état de manie, dépendant d'ailleurs de conditions morbides bien différentes. M. Le Hat a réuni dans sa thèse un bon nombre d'observations qui lui ont permis de décrire cette complication de la phthisie. D'après cet auteur, ces accidents ne présentent pas de caractère spécifique; dans le cas où les troubles intellectuels font de bonne heure leur apparition, c'est généralement la mélancolie qui domine; elle peut persister jusqu'à la mort; mais, d'ordinaire, elle est interrompue ou suivie par des accès de manie aiguë: on observe différentes formes comme le délire des grandeurs, le délire de persécution; ce délire est tantôt calme, tantôt furieux, et l'on voit quelquefois des malades généralement très tranquilles, devenir tout-à-coup tellement violents, peu de temps avant la mort qu'on a beaucoup de peine à les contenir. Cette époque de l'apparition du délire est très variable; le plus souvent c'est à la troisième période de la maladie, alors que les lésions sont très avancées; souvent même c'est dans les jours qui précèdent la mort qu'elle se produit. Mais, il est d'autres cas où on l'observe dans les premières périodes et on constate alors quelquefois un fait remarquable, c'est que les symptômes de la maladie des poumons semblent s'amender et même disparaître, à mesure que le délire et les hallucinations se manifestent; l'expectoration cesse parfois d'une manière complète; mais cette amélioration n'est qu'apparente et de peu de durée; la maladie reprend son cours après avoir présenté, dans quelques cas, avec les symptômes cérébraux, des phénomènes d'alternance remarquables.

Des lésions cérébrales telles que la méningite tuberculeuse, l'hydrocéphalie interne ou externe, l'œdème cérébral, pourront dans certains cas, donner l'explication de ces accidents; mais, c'est tout à fait exceptionnel, et cette interprétation ne peut suffire pour le plus grand nombre de faits observés. La meilleure explication qu'on puisse en donner est celle qui les attribue à l'état d'anémie profonde des centres nerveux résultant de la nutrition insuffisante des phthisiques. Cet état d'anémie n'exclut pas les accès congestifs qui peuvent se produire sous des influences variables. C'est dans ces poussées congestives qu'on a trouvé l'explication du délire furieux, et des accès de manie aiguë qui succèdent souvent au délire calme et tranquille, habituel aux phthisiques.

Nous avons eu l'occasion d'observer, dans le service de M. Jaccoud, un malade dont l'histoire peut être rapprochée utilement des faits qui viennent d'être cités. Chez un homme atteint de phthisie à la troisième période, mais sans accident particulier, se produit un pneumo-thorax pendant la nuit. A partir de ce moment, la dyspnée est extrême et, le matin, on constate un état de cyanose qui indique une mort prochaine. Un peu plus tard, le malade présente un délire gai, et se met à rire et à chanter. On lui applique alors la ventouse Junod et, à mesure que sous cette influence la respiration et la circulation parurent se faire un peu plus facilement, le délire diminua progressivement et cessa complètement. Après quelque temps de calme, le malade ne tarda pas à expirer.

(Journal de Médecine et de Chirurgie).

DES INHALATIONS D'AZOTE DANS LES MALADIES DU POUMON.

Les inhalations d'azote ont sur les affections pulmonaires une action sédative et antiphlogistique qui est appelée à rendre de grands services dans le traitement de la pneumonie, du catarrhe pulmonaire, de la bronchite aiguë ou chronique et surtout de la phthisie.

Lorsqu'on fait respirer au malade un air mélangé d'azote dans la proportion de deux à sept pour cent, on voit la dyspnée diminuer rapidement, le malade éprouve au bout de quelques minutes un état de bien-être général, la respiration devient moins active, la toux diminue, le pouls se ralentit en même temps qu'il perd de sa force et de son ampleur.

Ces inhalations semblent avoir une action soporifique.

Les expérimentateurs ont eu plusieurs fois l'occasion de voir le patient sommeiller pendant l'inhalation même. D'autres fois, le sommeil n'arrive qu'après l'inhalation, mais toujours les nuits qui suivent sont plus calmes, et des malades qui, auparavant, étaient tenus éveillés continuellement par la toux et la dyspnée arrivent à dormir pendant huit heures consécutives.

L'appétit augmente aussi, et par suite la nutrition se fait mieux, les digestions sont meilleures. Parfois même il a semblé que ce mode de traitement ne reste pas sans action sur la diarrhée coliquative qu'on observe dans les dernières périodes de la phthisie.

Les sueurs nocturnes diminuent dès la deuxième et troisième séance.

Enfin, on observe assez souvent une amélioration rapide de l'état des poumons malades. La matité due à l'infiltration tuberculeuse du tissu pulmonaire diminue et quelquefois même disparaît au bout de quinze jours de traitement. Là où l'on avait constaté une infiltration du sommet bien caractérisée, avec matité à la percussion et respiration bronchique, on voit reparaître le bruit vésiculaire avec de petits râles muqueux et une sonorité tympanique (*Gazette médicale de Strasbourg* de septembre 1883, et *Loire médicale* du 15 septembre 1883).

(Extrait du *Lyon médical*).

Il est incontestable que l'inhalation prime tous les genres de traitements ; mais, pour parvenir à un bon résultat, il faut saturer le corps continuellement et longtemps et ceci sera sûrement obtenu par *notre découverte*.

DE LA VALEUR DIAGNOSTIQUE DE LA PRÉSENCE DES BACILLES
DE KOCH DANS LES CRACHATS, PAR LE DOCTEUR SAUVAGE.

La nature parasitaire de la tuberculose est en voie de
trouver, dans les expériences de Koch, une confirmation
complète. D'aucuns résistent encore à cette doctrine acceptée
par des auteurs éminents qui n'hésitent pas à professer
que la tuberculose est une maladie parasitaire caractérisée
par la présence d'un micro-organisme (bacillus). Aussi
ces auteurs, et parmi eux Balmer et Fraentzel, ont-ils
cherché, dans les crachats de phthisiques, le bacille de
Koch et, forts des résultats positifs qu'ils ont obtenus, ils
considèrent la présence de ce micro-organisme comme un
élément diagnostique de haute valeur. M. Fernand Sauvage,
élève de Bouchard et Debove, a entrepris des recherches
cliniques en vue de vérifier le principe énoncé par Balmer
et Fraentzel, et est arrivé à des conclusions qui représen-
tent l'état actuel de la science sur ce point de séméiologie.

Ces conclusions, les voici :

« 1° La présence des bacilles de Koch dans les crachats
est un élément de diagnostic très important;

« 2° Toutes les fois que les crachats d'un malade contiennent des bacilles de Koch, on peut affirmer qu'il y a
tuberculose;

« 3° L'absence des bacilles de Koch dans les crachats
ne doit faire exclure toute idée de tuberculose que lorsque
l'examen a été fait pendant fort longtemps et d'une manière
très suivie.

« 4° La plus ou moins grande quantité de bacilles contenus dans les crachats joue un rôle accessoire pour
établir le pronostic de la maladie, car les bacilles de Koch

trouvent dans le contenu des cavernes un milieu très favorable à leur culture, et il suffit qu'un malade expectore rarement pour que les bacilles abondent dans ses crachats ;

« 5º L'abondance des bacilles de Koch dans les crachats n'est pas proportionnée à la fièvre.

« 6º La constatation de la présence des bacilles de Koch dans les crachats est d'une très grande importance lorsque, chez un malade, les lésions tuberculeuses sont masquées à l'auscultation par des signes de lésions concomitantes, bronchite, pleurésie et autres, car elle suffit à elle seule pour affirmer l'existence de la tuberculose.

« Les médecins qui voudront vérifier les conclusions de M. Sauvage trouveront longuement exposés dans sa thèse les différents procédés de recherche du bacille tuberculeux de Koch, dans les crachats.

(Extrait du *Lyon Médical).*

La mode est aux bacilles. Soit ; mais en attendant, convient-il de rester les bras croisés en face de la localisation de la terrible maladie, dès l'instant qu'on peut aujourd'hui parfaitement la guérir par nos moyens ? Sur ce point, les cas qui ont été traités par notre méthode sont assez concluants.

LE POUMON EST-IL IMPERMÉABLE A L'AIR

par *Ewald et Kobert.*

« Les auteurs auraient pu constater, chez des chiens et des lapins, après des insufflations d'air dans la trachée, faites avec une pression inférieure à celle que donne l'action musculaire maxima des muscles respiratoires, une sortie de l'air à travers les parois des alvéoles et de la trachée. L'air passe tout d'abord dans le tissu cellulaire sous-cutané du cou (l'emphysème analogue de la coqueluche serait ainsi expliqué). Par les alvéoles, l'air passerait en partie dans la cavité pleurale d'abord, en partie dans les vaisseaux ensuite. Et jamais il n'a été possible de constater la moindre déchirure du tissu pulmonaire.

« Ces expériences expliqueraient donc les cas si rares de pneumothorax dit essentiel. Les auteurs admettent comme possible qu'un homme peut volontairement, par une pression mécanique, chasser dans son système vasculaire et sa plèvre une quantité d'air suffisante pour causer la mort. Ainsi pourrait-on se rendre compte de ces prétendus cas de suicide par suffocation volontaire *(Arch. phys.)*. »

(Extrait du *Lyon Médical*).

TRAITEMENT DE L'ANGINE COUENNEUSE ET DU CROUP

« Le docteur Oertel attribue tous les accidents de la diphthérite à la présence d'un microbe qu'il désigne sous le nom de micrococcus diphthericus. D'abord localisé sur les muqueuses de la bouche et du pharynx, ce microbe finit par pénétrer dans le sang et déterminer une infection générale dont les suites doivent attirer l'attention du praticien, tout aussi bien que les accidents locaux développés dans les voies respiratoires.

« Le traitement qui seul inspire confiance à l'auteur, c'est l'emploi de l'acide phénique administré au moyen de l'appareil à pulvérisation. Le docteur Oertel a recours à une solution à cinq pour cent. Il fait répéter ces pulvérisations toutes les deux ou trois heures et leur donne une durée de trois à cinq minutes. L'acide phénique n'agit pas seulement localement sur les fausses membranes avec lesquelles il se trouve en contact, il est absorbé en grande partie, et, en pénétrant dans la circulation, il va combattre l'infection générale. Cette absorption pourrait produire en même temps des accidents d'intoxication, mais on les évite en arrêtant la médication lorsqu'on voit les urines prendre une coloration verdâtre. On remplace alors les pulvérisations d'acide phénique par des pulvérisations faites avec des solutions d'acide borique à deux ou trois pour cent ou de benzoate de soude à cinq pour cent. Au bout de vingt-quatre à quarante-huit-heures, les urines reprennent leur teinte naturelle, et alors on revient à l'acide phénique.

On peut donner comme adjuvant à ce traitement les inhalations de vapeurs d'eau bouillante, qu'on répète quatre ou cinq fois par jour, et auxquelles on donne la durée d'un quart-d'heure à une demi-heure. Ces inhalations détachent les fausses membranes et favorisent ainsi l'action de l'acide phénique.

La pilocarpine mérite aussi d'être employée concurremment avec les moyens que nous venons de citer. On peut la prescrire en potion à la dose de un à cinq centigr., mais il est préférable de l'administrer en injections hypodermiques à la dose de un à deux centigr. Par cette dernière méthode, son action est à la fois plus rapide et plus énergique.

Le docteur Oertel regarde le thymol, l'acide salicylique, le benzoate de soude comme bien inférieurs à *l'acide phénique* dans le traitement de la diphthérite. Le chlorate de potasse est, d'après lui, sans aucune action contre cette maladie. L'eau de chaux et l'acide lactique peuvent bien désagréger les fausses membranes de la bouche et du pharynx et faciliter leur expulsion ; mais ces deux médicaments n'ont pas d'action antiseptique. Ils ne peuvent, en aucune manière, s'opposer à l'infection générale, ni ils ne peuvent empêcher la diphthérie de s'étendre au larynx et à la trachée. (*Arch. of laryngology et Lo Spallanzani* de novembre 1883).

(Extrait du *Lyon Médical.*)

Les inhalations d'acide phénique telles qu'elles se font par notre *nouveau système continu* de médication, sont toutes à l'avantage du malade qui n'a pas à craindre les accidents.

Il importe de ne point perdre de vue que par notre découverte, l'action du remède est d'autant plus pénétrante que tout le corps en est vite saturé, ce qui permet aux fausses membranes de se détacher vivement.

CONTAGION.

M. Burdel a lu, sur la tuberculose issue du cancer, un travail où l'on voit que sur plus de cent familles cancéreuses, soixante-quinze ont fait souche de phthisiques, et d'où l'auteur est amené à conclure que tôt ou tard, directement ou indirectement, une proportion énorme de phthisiques ont pour ancêtres des parents cancéreux ou destinés à le devenir.

« Sur ce point, a-t-il dit, ma conviction est telle que parfois je suis effrayé de l'avenir qu'elle me dévoile ; et, soit que je voie la mort moissonner des jeunes enfants sous les yeux de leurs parents encore pleins de vie, laissant au temps à révéler l'origine de leur fin prématurée, soit, au contraire, que, voyant les parents s'éteindre dans la lente agonie du cancer, je songe à la destinée réservée à une partie de leurs enfants, la prévision est également douloureuse. Mais, si triste que soit cette révélation de l'expérience, tout ne semble pas perdu, puisqu'au fond, comme dans la boîte de Pandore, il nous reste l'espérance, et que, par l'hygiène et la thérapeutique, le mal peut être retardé, atténué, peut-être même conjuré. »

(Journal de Médecine et de Chirurgie pratiques.)

CONTAGION

Une autre lecture n'a pas moins captivé l'attention de l'Académie, bien que le lecteur n'ait pas toujours vu ses idées adoptées par ce corps savant.

M. Villemin, le jeune professeur du Val-de-Grâce, a exposé le résultat de ses nouvelles recherches sur certains modes peu connus à l'aide desquels la tuberculose se transmettait d'individu à individu, soit par l'inhalation, soit par l'ingestion dans les voies digestives des matières desséchées de l'expectoration des phthisiques.

Lorsqu'on laisse dessécher les crachats des tuberculeux, ils forment des croûtes qui se réduisent facilement en poudre. On doit penser alors que les matières expecto-rées et jetées sur les parquets par les phthisiques se ré-solvent en une poussière capable de s'élever dans l'atmos-phère par l'agitation de l'air. Il était dès lors important de s’assurer si les crachats desséchés possèdent la propriété d’être inoculables.

Or, voici ce qu’a remarqué à ce sujet M. Villemin : Des crachats rapidement desséchés, inoculés à trois lapins les ont rendus phthisiques.

De la poudre de crachats saupoudrant la surface d’un vésicatoire, appliqué à des lapins, a fait mourir phthisique l’un de ces animaux.

De la poudre de crachats insufflée dans la trachée par une petite ouverture a rendu tuberculeux deux lapins sur quatre.

L’inoculation de la sueur des phthisiques n’a pas produit la phthisie, mais il en a été tout autrement de la matière des crachats des phthisiques ingérée dans les voies digestives d’animaux sains. Sous ce rapport, les expériences de M. Villemin ont pleinement confirmé les faits publiés par M. Chauveau et par MM. Devillers et Langlen, d’Arras.

« Parmi les oiseaux domestiques qui peuplent une basse-cour, disaient ces deux observateurs dans une lettre récemment lue à l’Académie par M. Bouley, il existe toujours une ou plusieurs poules qui jouissent du privilège de fréquenter la maison d’habitation, quelquefois la chambre des malades, et de se repaître des crachats que rendent les personnes affectées de phthisie pulmonaire. Toujours nous avons remarqué, dans ce cas, que ces poules ne tardaient pas à maigrir considérablement et à mourir. L’autopsie permettait de constater, dans les organes respiratoires de ces animaux, l’existence de nombreux tubercules... Nous avons observé un autre fait non moins significatif. Lorsque les crachats d’une personne phthisique sont réunis dans un vase, et qu’on vide ce vase dans la cour de la ferme, où toutes les poules viennent se disputer ce produit morbide, il n’est pas rare d’observer une espèce d'épizootie, dont la cause n'est autre chose que l'usage alimentaire de ces crachats, ainsi que le démontre l'autopsie. »

Eh bien! si l'homme ne s'ingère pas les crachats des phthisiques à la manière des gallinacés, il peut les avaler sous forme de poussière desséchée, comme on l'a vu dans une note de M. Villemin ; selon cet observateur, le résultat serait identique. Il y a donc lieu de prendre en considération ces notions et de les faires tourner au bénéfice de la prophylaxie, qui conseillera d'éviter avec soin l'agent morbifique tout en cherchant à augmenter la résistance de l'organisme, afin de diminuer la réceptivité ou l'aptitude morbide de ce dernier.

(Journal de Médecine et de Chirurgie pratiques.)

LE FER EST-IL CONTRE-INDIQUÉ DANS LA PHTHISIE?

A propos des considérations que publie M. Fonssagrives sur la thérapeutique dans *La Gazette hebdomadaire*, nous dirons un mot d'une question qui se présente chaque jour dans la pratique médicale : il s'agit de l'opportunité du fer dans le traitement de la tuberculose pulmonaire.

Trousseau, qui croyait à l'existence d'un antagonisme entre la chlorose et la phthisie, professait aussi que le fer, si utile contre la première de ces affections, était plus nuisible qu'avantageux dans la seconde. La diathèse tuberculeuse, disait-il, se masque souvent sous la forme de la chlorose. Or, dans le monde, dès qu'une jeune fille a quelque symptôme de chlorose ou tout simplement d'anémie, on s'empresse d'aller chez le pharmacien chercher du fer. Il en résulte qu'on active ainsi des phthisies commençantes. M. Millet, médecin de la colonie de Mettray, a recueilli plus de soixante observations de phthisie dans lesquelles des préparations ferrugineuses ont été administrées par des religieuses ou des pharmaciens, au grand détriment des malades.

M. Pidoux, M. Blache se sont élevés pareillement contre les ferrugineux dans la phthisie.

D'autre part, nous voyons tous les jours M. Louis prescrire à ses phthisiques les pilules de Blancard. M. Vigla, M. Putégnat (de Lunéville), Lombard (de Liège), Maillot, le docteur Cotton, médecin de l'hôpital des phthisiques à Londres et M. Fonssagrives se sont inscrits en forme contre l'interdiction dont le fer est frappé par les trois premiers de ces observateurs. Le docteur Cotton affirme qu'en compulsant ses notes, il est arrivé à ce résultat que les faits d'amélioration les plus remarquables se rapportent à des sujets ayant pris du fer avec régularité et persistance. Il n'a jamais vu ce médicament produire ou continuer à produire des hémoptysies et l'antagonisme prétendu de la chloro-anémie et de la phthisie lui semble une vue plus ingénieuse que démontrée.

Mais, ici, nous ne pouvons que protester, à l'exemple de M. Fonssagrives et de M. Hérard, contre cette affirmation absolue de la valeur des ferrugineux chez les phthisiques. Comme le dit M. Fonssagrives, il y a de ces malades qui réclament du fer et s'en accommodent bien, nous en avons acquis souvent la certitude ; il y en a d'autres qui y répugnent, et ces différences tiennent à autre chose qu'à des idiosyncrasies ; elles dépendent de la forme de la phthisie, de son degré, des particularités de son évolution, mais surtout des conditions de l'état général sur lequel elle est entée.

M. Hérard, dans son *Traité de la phthisie pulmonaire*, nous semble avoir résolu très pratiquement et avec beaucoup de sens la question qui nous occupe.

« Lorsqu'on lit avec attention, dit-il, les faits sur lesquels on s'est appuyés pour proscrire le fer dans la phthisie, on n'aperçoit pas toujours la preuve évidente que le médicament a été la cause de la gravité des accidents. On voit, il est vrai, dans quelques cas, la maladie marcher avec une assez grande rapidité, mais on sait qu'il en est de même de beaucoup de phthisies dans lesquelles le fer n'a jamais été employé. Trousseau redoutait surtout, en administrant les ferrugineux, de guérir la chlorose qu'il considérait, avec son collaborateur, M. Pidoux, comme un équivalent pathologique susceptible de retarder les progrès de l'affection pulmonaire. Mais il faut reconnaître que les faits invoqués par ces savants auteurs sont très rares, comparativement au grand nombre d'anémies survenues dans le cours de la maladie, non seulement chez les femmes, mais encore chez les hommes. Or, c'est surtout à l'occasion de ces faits de pratique usuelle que l'on doit poser la question de l'utilité ou des dangers de la médication ferrugineuse. »

Pour ces cas, M. Hérard n'hésite pas à considérer le fer comme capable de rendre des services réels, surtout dans les formes apyrétiques lorsque les signes de l'anémie sont prononcés et qu'il n'y a pas tendance trop marquée aux hémoptysies. Toutes les préparations martiales peuvent être employées : le fer réduit par l'hydrogène, le sous-carbonate de fer, le tartrate ferrico-potassique, le vin ferré, le pyrophosphate double de fer, etc. Celle à laquelle M. Hérard a le plus ordinairement recours, et qui lui paraît devoir être préférée, c'est le proto-iodure de fer, en pilules ou en sirop, qui s'adresse à la fois à l'anémie, à la diathèse tuberculeuse et au lymphatisme si souvent associé à la phthisie.

Le lactate de fer et le proto-iodure de fer, dans l'anémie, chez les phthisiques, mis dans notre appareil, ont obtenu un plein succès grâce à la saturation lente et continue de la salive, cette dernière dissout et entraîne continuellement tous les remèdes semi-solubles dans l'acte de la déglutition.

ASTHME NERVEUX. — EMPLOI DU CHLOROFORME ET DU CHLORAL.

Dans une leçon clinique publiée par *The Lancet,* le docteur C. T. Williams s'exprime ainsi :

« Je puis affirmer les avantages des inhalations de chloroforme dans les plus mauvais cas ; souvent dès qu'elles sont faites, comme par enchantement, le malade s'endort d'un sommeil calme pour se réveiller ensuite sans dyspnée. Dans d'autres cas, le soulagement n'est que momentané, et les attaques reviennent aussi graves qu'avant. Les inconvénients du chloroforme sont les suivants : quelquefois, à des doses même moindres de quatre grammes, il provoque des intermittences du pouls ; en outre, on ne peut guère le confier au malade.

« Pour ces raisons, je me suis décidé à suivre l'exemple du professeur Bienner, et à essayer la substance la plus voisine du chloroforme et la moins dangereuse, le chloral. J'ai choisi des cas où les accès étaient longs et ne présentaient que de courtes rémissions. J'ai donné le chloral par doses de 90 centigrammes à 1 gramme 20 centigrammes dans 30 grammes d'eau de menthe toutes les trois ou quatre heures. L'effet, dans presque tous les cas, fut de procurer aux malades le sommeil après la première dose ; ils dormaient plusieurs heures couchés, ce qu'ils n'avaient pu faire depuis des jours et des semaines. Au réveil, il y avait une tendance au retour de la dyspnée que l'on faisait disparaître en renouvelant les doses de chloral deux ou trois fois. La respiration devenait normale peu à peu, à moins qu'il n'y eût de l'emphysème, auquel cas les malades gardaient leur difficulté de respirer, mais sans accès.

« Ayant réussi dans les formes d'asthmes les plus pénibles, j'essayai le même médicament dans les cas moins graves où l'accès est bien plus périodique, paraissant à heure fixe, chaque nuit, et disparaissant complètement le jour suivant. Là, le chloral réussit encore mieux, une forte dose prise le soir donnait le repos toute la nuit ; l'emploi persévérant des doses du soir modifia la périodicité des attaques et même les fit disparaître complètement. »

L'effet de l'inhalation, *surtout permanente*, contre l'asthme est exactement le même que pour les autres affections des voies respiratoires ; on ne saurait avoir un moyen plus puissant, plus capable de porter directement et rapidement les substances médicamenteuses jusqu'aux plus profondes ramifications bronchiques, et agir en même temps sur le système nerveux.

Quant à nous, nous n'avons pas à nous préoccuper si tel remède est préférable à tel autre, nous laissons ce soin au médecin du malade. Ce qu'il importe c'est de guérir, au plus vite, celui qui souffre.

Les expériences qui ont été faites par *notre découverte* sont suffisamment concluantes pour que nous n'ayons pas besoin d'insister davantage.

CATARRHE FÉTIDE HEUREUSEMENT MODIFIÉ PAR LE
PERMANGANATE DE POTASSE.

Certains phthisiques ont une expectoration d'une fétidité très incommode pour eux et pour les personnes qui les entourent. Ainsi, nous lisons dans *Le Courrier Médical* qu'un homme traité à l'hôpital de Grenoble, par M. Charvet, pour une gangrène pulmonaire se rattachant à la tuberculose, avait des crachats d'une odeur si horrible qu'il avait fallu éloigner les malades qui occupaient les lits voisins du sien.

Tout en instituant le traitement principal, M. Charvet ne crut pas devoir négliger la complication désagréable dont il s'agit et qui devenait un fléau pour la salle.

A cet effet, il employa d'abord la potion suivante :

Acide phénique............ 5 gouttes.
Julep gommeux............ 120 grammes.

A cette dose, à laquelle on était arrivé progressivement, il y eut une diminution notable dans l'intensité de l'odeur, mais le but ne fut pas atteint, et la quantité d'acide phénique ne pouvant pas être portée plus haut, M. Charvet fit préparer une solution de permanganate de potasse qu'il formula ainsi :

Permanganate de potasse cristallisé   5 centigrammes.
Eau distillée...................... 3o grammes.

Et chaque jour, il employa un gramme de cette solution dans 125 grammes de véhicule. Le succès fut immédiat et complet. On se borna à continuer le médicament pendant une dizaine de jours pour empêcher la reproduction de l'odeur. Le malade sortit alors, non guéri sans doute, mais ayant une expectoration modérée et ayant retrouvé son appétit.

Les *inhalations permanentes* d'acide phénique débarrassent rapidement le malade de son haleine fétide ; aucune nature d'ozène ne peut résister à ce genre de traitement, et le catarrhe disparaît dans une quinzaine de jours.

DE L'INHALATION DE VAPEUR D'EAU CHAUDE DANS CERTAINES MALADIES AIGUES DES ORGANES RESPIRATOIRES, NOTAMMENT DANS LA BRONCHITE CAPILLAIRE ET LE PSEUDO-CROUP DES ENFANTS.

Le *Scalpel* emprunte au journal *The Practitioner* la description d'une méthode de traitement appliquée avec succès par le docteur Aberlin, de Stockholm, à la bronchite capillaire des enfants. On doit se garder des débilitants dans le traitement de cette affection, surtout dans la forme asphyxique. M. Aberlin, qui employait d'abord les antiphlogistiques, dut bien vite abandonner cette pratique ; il administre maintenant les toniques et les stimulants *(musc, quinine, camphre, térébenthine)*, et il s'en trouve mieux ;

mais, le moyen qui lui donne les meilleurs résultats et qu'il recommande spécialement, c'est l'*inhalation* de vapeur d'eau chaude ou plutôt le bain d'air chaud, qu'il emploie depuis longtemps à son hôpital.

Les enfants sont placés dans de petites chambres construites *ad hoc*, dans lesquelles on entretient nuit et jour des vases pleins d'eau bouillante. Les petits malades y restent plusieurs jours et même plusieurs semaines, jusqu'à ce qu'ils soient complètement guéris, ce qui ne tarde pas habituellement. Les résultats sont très satisfaisants. La mortalité qui était de 48 % est tombée à 18 %. M. Aberlin a aussi employé avec succès les inhalations de vapeur d'eau chaude dans la pneumonie.

Dans la pneumonie lobulaire, il administre d'abord le calomel; ou, s'il y a de la diarrhée, il donne, en même temps que de petites doses de calomel, de l'opium ou de la morphine, de l'infusion d'ipéca ou du sirop de seille. Lorsque les accidents aigus sont passés, il prescrit la térébenthine à l'intérieur et des vésicatoires volants à l'extérieur. En général on peut obtenir le résultat cherché par M. Aberlin, à l'aide du *procédé d'inhalation* que Graves, et, à son exemple le professeur Trousseau, préconisaient contre la laryngite striduleuse, procédé d'un emploi tellement efficace que nous n'hésitons pas à en parler de nouveau.

Si l'on ouvre le bel ouvrage de Graves, traduit par M. Jaccoud, on voit que l'habile clinicien de Dublin, ne s'attribuait nullement la priorité du procédé ou plutôt de la méthode thérapeutique dont il s'agit. La méthode de Lehmann (de Torgau) dit-il, a l'avantage d'être simple, excellente dans ses effets, et sans inconvénient pour le malade. Le moment le plus favorable pour son application, c'est le début même de la maladie (laryngite striduleuse), c'est l'instant où l'enfant est soudainement éveillé durant la nuit, par l'invasion de cette toux rauque qui jette l'effroi dans les familles.

Lhemann fait plonger dans de l'eau aussi chaude que la main peut la supporter une éponge de la grosseur du poing, on la presse ensuite, jusqu'à demi-siccité, et on l'applique au-dessous du menton de l'enfant, sur le larynx et sur la trachée; après quelques minutes de contact avec la peau, l'éponge commence à devenir moins chaude, et il faut la plonger de nouveau dans l'eau. Graves croit que, dans ce cas, il vaut mieux avoir une seconde éponge toute prête et se servir de l'une et de l'autre alternative·ment, sans interruption. Ces applications, continuées pendant dix à vingt minutes, déterminent sur toute la région antérieure du cou, une vive rougeur des téguments, sans vésication, comme celle produite par le sinapisme; il survient une transpiration bienfaisante que l'on favorise par des bouillons chauds; puis, une amélioration des plus remarquables s'opère rapidement dans l'état du malade. La toux diminue de fréquence et perd sa tonalité bruyante, l'enrouement disparaît, la voix reprend son caractère normal, etc... Graves a employé la méthode de Lehmann dans maintes circonstances et toujours avec succès, soit chez des enfants, soit chez des adultes. La même méthode a réussi également en Amérique, et, comme nous le disions, Trousseau la préconisait avec conviction, pour les cas bien entendu où il ne s'agissait que du faux croup, de l'asthme de Millar, de la laryngite spasmodique ou striduleuse, sans production de fausses membranes.

Nous n'avons qu'un seul regret, c'est celui de ne pouvoir poser notre inhalateur qu'à partir de l'âge de 6 à 7 ans; à part cet inconvénient dû à la première enfance, tout malade, à partir de sept ans, peut être traité par notre nouvelle méthode *d'inhalations permanentes.*

Le médecin sera toujours libre et seul juge d'employer le remède qu'il croira le plus actif. Il est un fait certain, que rien ne pourra remplacer l'action médicamenteuse, lente et continue. — Notre *inhalateur* se porte exactement comme une simple pièce dentaire de deux à quatre dents et est applicable à toutes les bouches avec ou sans dents.

INJECTIONS SOUS CUTANÉES D'ACIDE PHÉNIQUE CONTRE LA PHTHISIE.

Encouragé par les résultats de Trotz dans des cas de diphthérie, Schnitzler fut tenté d'appliquer ces injections dans diverses maladies fébriles. Les injections ont été employées dans les cas de phénomènes fébriles à marche rémittente ou intermittente, chez plus de cent phthisiques, tant dans sa clientèle privée qu'à la polyclinique de Vienne. La solution d'acide phénique était de 1 à 2 %, la quantité, de une à deux seringues de Pravaz. Les injections se faisaient chaque jour, en une seule fois, et en deux fois en quelques cas, ordinairement dans le dos ou à la poitrine.

Les résultats immédiats de l'injection consistaient particulièrement dans une chute de la fièvre : abaissement de la température, ralentissement, augmentation de la force du pouls. Souvent on a observé une respiration plus facile, une diminution de la lassitude, des douleurs des membres; rarement cessation de l'insomnie, et seulement après des injections répétées.

Continuées pendant deux à quatre semaines chez les malades, les injections d'acide phénique semblent à Schnitzler aussi peu douloureuses que celles de morphine : la sensation de brûlure dure cependant un peu plus longtemps. Jamais elles n'ont produit d'abcès.

Les expériences n'ont pas duré assez longtemps pour qu'on ait pu constater une influence quelconque sur la marche de la diphthérie. M. Schnitzler se propose de publier les résultats que lui fournira ultérieurement l'emploi de sa méthode, et il termine en priant ses collègues de lui en signaler les défauts et les avantages.

(Progrès médical).

En *inhalation continue*, l'acide phénique agit énergiquement sur les plaies et les cicatrise en peu de temps. Dans la diphthérie laryngée, son action permanente est surprenante; il en est de même dans la diphthérie pharyngienne, parce que la salive l'humecte continuellement; les fausses membranes se détachent et la guérison s'opère très rapidement. Nous en avons vu plusieurs exemples.

L'ÉTHÉRISATION DANS LES ANGINES.

Le professeur Concato fait, dans les cas d'angine, des pulvérisations d'éther dans la gorge, à l'aide de l'appareil de Richardson. Ces pulvérisations sont renouvelées plusieurs fois dans la journée, suivant la gravité des cas. Sous leur influence, la température s'abaisse, l'état local s'améliore rapidement, les vaisseaux se contractent, le pharynx se déterge. Dans deux cas, des exsudats fibrineux se sont détachés rapidement et ne se sont pas reproduits. L'éther, suivant l'auteur, mérite d'être essayé de cette manière dans la diphthérie pharyngée, non-seulement comme agent anti-septique, mais comme atténuant beaucoup les souffrances, et permettant, par suite, d'alimenter plus facilement les malades.

Deux angines pseudo-membraneuses ont été traitées avec succès par cette méthode.

L'auteur qualifie la première d'angine pseudo-membraneuse d'origine rhumatismale.

Il insiste surtout sur l'abaissement de la température, rapidement obtenu à la suite des pulvérisations. *(Revue des sciences médicales*, 15 janvier 1883).

(Extrait du journal *Le Lyon Médical*)

Les *inhalations permanentes* d'acide phénique et d'éther par notre nouveau traitement ont permis de guérir, en moins de vingt-cinq jours, des angines granuleuses chroniques pour lesquelles toute médication avait échoué.

PHTHISIE. — APPAREIL POUR L'INHALATION DES ESSENCES OXYGÉNÉES.

Dans la séance du 19 novembre, M. Chéron a donné lecture à l'Académie d'une note sur un moyen de provoquer la cicatrisation des cavernes du poumon dans la phthisie chronique.

Ce moyen consiste dans l'inhalation, à l'aide d'un appareil spécial, d'une essence oxygénée, celle du *laurus camphoro*.

L'appareil se compose d'un flacon dans lequel est renfermé un petit panier en toile métallique contenant l'essence oxygénée. L'air est projeté dans le flacon par la pression successive faite avec la main sur la première poire de caoutchouc.

L'air pénètre par un tube qui s'ouvre au-dessus du panier. Le tube de sortie, situé plus haut que le précédent, entraîne l'air chargé de vapeur vers l'orifice par une embouchure que le malade applique sur ses lèvres.

Suivant que le robinet est à peine ouvert ou largement ouvert, on peut avoir un courant d'air saturé continu ou intermittent ; en remplissant d'air l'appareil, et ouvrant brusquement le robinet, on peut chasser avec force, dans les bronches, une certaine quantité d'air chargé de vapeur au moment de l'inspiration.

Les propriétés de l'essence employée ici sont les mêmes que celles de la poudre de camphre préconisée dans le traitement de la pourriture à l'hôpital. S'appuyant sur ce fait, M. Chéron a eu la pensée de combattre, à l'aide de ces courants d'air médicamenteux, des ulcères phagédéniques, des ulcérations rebelles de la cornée, des esthiomènes réfractaires et finalement des cavernes tuberculeuses des poumons. Cette médication aurait produit de bons effets, tandis que *les essences non oxygénées dont l'essence de térébenthine est le type*, auraient échoué.

Il va sans dire que le traitement dont il s'agit n'est admissible que dans la *forme torpide de la phthisie. — Il est reconnu par tous les praticiens que l'inhalation est la seule planche de salut, mais, pour qu'elle soit efficace, il faut pouvoir la faire longtemps et continue.*

D'UN NOUVEAU MODE DE TRAITEMENT DE LA DYSPEPSIE FONCTIONNELLE, DE L'ANÉMIE, DE LA CHLOROSE ET DES VOMISSEMENTS OPINIATRES DE LA GROSSESSE.

La question des aliments et de la fréquence des repas tient une place importante dans la dyspepsie fonctionelle et dans son traitement. Les faits paraissent avoir démontré que cette dyspepsie, une fois développée, sous une influence étiologique quelconque, s'entretient et s'accroît par la distension des parois de l'estomac, les médecins conseillent de ne prendre que peu de liquides, de choisir les aliments solides, qui, sous un petit volume, contiennent le plus de matériaux nutritifs, et de ne pas manger coup sur coup.

Cette méthode soulage assurément, mais bien souvent son bénéfice n'est que passager, et, en y réfléchissant, un de nos anciens professeurs de Paris, aujourd'hui en Amérique, M. Brown-Séquard, recommande une méthode absolument opposée dont l'exposition est empruntée par *le Bulletin de Thérapeutique* aux *archives of scientific and Pratical Médecine*, publiées à New-York, sous la direction de MM. Brown-Séquard et Séguin.

M. Brown-Séquard pense que *l'homme* est naturellement

organisé comme la plupart des animaux *pour manger fré-quemment* et non, ainsi que nous le faisons, deux ou quatre fois par jour. Il a vu, d'autre part, la distension de *l'esto-mac* s'opérer plus difficilement par un repas ordinaire complet, quand le malade avait été soumis au régime des repas éloignés, l'organe ayant dû, grâce à ce régime pro-longé *quelque temps*, se contracter et revenir sur lui-même.

Se plaçant à ce double point de vue, M. Brown-Séquard traita un premier malade réduit à l'état le plus grave par une dyspepsie fonctionnelle, en changeant radicalement son mode d'alimentation.

Au lieu de trois fois, dit-il, je le fit manger 60 fois par jour ou même davantage. Toutes les douze à quinze mi-nutes, il prenait deux ou trois bouchées d'aliments, prin-cipalement de la viande et du pain. Il buvait un peu moins d'un verre de vin de Bordeaux coupé d'eau toutes les trente ou quarante minutes. Dès le premier jour que fut commencé ce régime, les troubles digestifs disparurent et, dans l'espace d'une semaine, il se trouva assez bien pour retourner en Europe et aller faire une station au bord de la mer. *Il continua même le système pendant trois semaines* et alors il diminua peu à peu le nombre de ses repas ho-mœopatiques et augmenta la quantité d'aliments prise à chacun jusqu'à ce que, au bout de huit à dix jours, il arriva à ne plus manger que trois fois par jour, et alors, à chaque fois un repas complet. Ses forces, dès les premiers huit jours, étaient redevenues presque ce qu'elles étaient autrefois. Depuis cette époque, la santé s'est consolidée graduellement, et la dyspepsie ne s'est plus reproduite que rarement et pendant de courtes périodes. »

Chez une femme que M. Brown-Séquard a traitée avec le docteur Cabot, de Boston, la même méthode a donné de non moins bons résultats. De plus, on est parvenu ainsi à faire disparaître une difficulté de défécation qui tourmentait depuis longtemps la malade.

On voit, sans qu'il soit nécessaire de citer d'autres faits, en quoi consiste la thérapeutique proposée par M. Brown-Séquard. C'est à ne donner à la fois qu'une petite quantité d'aliment solide ou liquide, et cela à des intervalles réguliers variant de dix à vingt minutes ou une demi-heure. Toute espèce d'aliment peut être pris de cette manière; mais, pendant la courte période qu'a lieu l'expérience, il est évident que les fantaisies des malades doivent être mises de côté, et que ce sont des aliments nourrissants qui doivent constituer leur régime, tels que de la viande rôtie ou grillée (bœuf ou mouton), des œufs, du pain bien cuit, du lait avec du beurre, et du fromage, et une quantité très modérée de légumes et de fruits. Ce mode d'alimentation devrait être continué deux ou trois semaines, après quoi le malade serait ramené d'une manière graduelle au système ordinaire de trois repas par jour.

Il va sans dire que dans l'application d'une méthode aussi originale et qu'il sera parfois difficile de faire accepter, il faudra tenir compte du goût et de la répugnance des malades, de l'importance de la variété dans les mets, de la digestibilité de certaines substances alimentaires. Souvent M. Brown-Séquard laisse à ses malades le choix de leur régime, en recommandant toutefois que la quantité de viande cuite soit, chaque jour, de 12 onces (372 grammes) au moins, et la totalité en poids français à 992 à 1240 grammes par jour.

Nous dirons en terminant que la méthode de M. Brown-Séquard a eu de bons et rapides effets dans l'anémie, et la chlorose non compliquées de dyspepsie, et qu'elle a été employée de même avec succès par lui et par un certain nombre de médecin contre les vomissements opiniâtres de la grossesse.

La théorie de Brown-Séquard confirme complètement notre méthode thérapeutique, la seule qui soit tolérée par tous les phthisiques.

Or, chez le tuberculeux dont l'estomac est généralement délabré, pour diminuer dans une proportion considérable les ravages de cette terrible maladie qui tend chaque jour à augmenter, il faut combattre vivement et directement le poison jusqu'à ses parties les plus profondes, déterger le pus et la matière caséeuse des cavernes des poumons, par une pénétration médicamenteuse, lente, progressive et continue, rapidement dirigée sur la plaie : unique moyen d'arriver à des résultats franchement heureux de guérison.

Contre la dyspepsie, quelles que soient la mauvaise condition du sujet et sa faiblesse irritable, l'action de notre nouvelle médication est exactement la même.

PROPHYLAXIE DE LA PHTHISIE PULMONAIRE CHEZ LE SUJET
PRÉDISPOSÉ HÉRÉDITAIREMENT A CETTE MALADIE

La question de savoir comment préserver de la phthisie,
un sujet issu d'ascendants suspects au point de vue de la
tuberculose, et, à plus forte raison, d'ascendants chez
lesquels la phthisie a été constatée, se présente chaque
jour dans la pratique. Or, voici comment ce rôle est
compris. *La Gazette médicale* de Strasbourg publie un
article dont l'auteur est M. le docteur Edmond Metzquer
(de Montbozon).

Pour traiter ce point délicat, M. Metzquer, à l'exemple
des auteurs du *Compendium*, considère le sujet depuis le
moment de la naissance jusqu'à l'âge de vingt ans; et il
divise cette période en trois époques : de la naissance à
cinq ans, de cinq à dix et de dix à vingt.

Dans la première période, le médecin doit se demander
si la mère peut nourrir son enfant. La mère est-elle saine,
forte, robuste? Rien n'empêche, avec une bonne hygiène,
de lui permettre d'allaiter son enfant. Est-elle, au contraire,
lymphatique, chétive, scrofuleuse ou tuberculeuse? Alors
il faut proscrire l'allaitement de la façon la plus énergique et faire comprendre à la pauvre femme qu'il irait
de sa vie et de celle de son nourrisson, si elle s'obstinait
à ne pas tenir compte de cette défense. En effet, quelque
bon que soit le régime de la nourrice, il n'est pas douteux
que l'allaitement entraîne chez elle un affaiblissement

notable, surtout chez la nourrice lymphatique, et cet affaiblissement suffit à lui seul pour faire éclater une maladie qui n'était encore qu'à l'état de germe. C'est ainsi
que de jeunes mères, lymphatiques avant leurs couches,
deviennent tuberculeuses après. De son côté, l'enfant ne
court pas de moindres dangers. Sans vouloir affirmer que
le principe scrofuleux se trouve dans le produit de la sé-
crétion lactée, M. Metzquer ne peut admettre que ce produit possède toutes les propriétés d'un lait de nourrice
saine. Et c'est déjà assez, dit-il, que l'enfant soit exposé à
la cause héréditaire, sans qu'on lui donne cette nouvelle
raison de contracter la diathèse. Le devoir du médecin est
donc ici de choisir une bonne nourrice.

Ce choix fait, quelle sera l'alimentation de la nourrice?

M. Metzquer veut qu'elle soit fortifiante, mais non stimulante, légère et réparatrice, de digestion facile, et qu'au
vin de Bourgogne on substitue le vin de Bordeaux.

L'auteur recommande vivement l'allaitement prolongé.
Par là, on évitera les accidents de la dentition, convul-
sions, et autres qui, chez les enfants lymphatiques, se déve-
loppent souvent à la suite du sevrage prématuré. On donnera au septième mois quelques bouillons; mais le sevrage
n'aura lieu que du quatorzième au quinzième mois. Il
serait très désirable qu'un enfant, pour lequel on craint la
prédisposition, fût éloigné de la ville, fût allaité à la campagne. En tout cas, la nourrice et l'enfant, outre les pres-
criptions alimentaires, doivent être entourés de toute espèce
de soins au point de vue de l'aération, de la salubrité de
la chambre qu'ils occupent. La température doit, autant
que possible, être uniforme. On n'entourera pas le lit de
l'enfant d'épais rideaux, comme cela se fait trop souvent;
mais on laissera l'air se renouveler autour de lui. Ses
mouvements ne seront pas gênés ou complètement empê-

chés, comme cela arrive quand on l'emmaillotte, mais on le laissera parfaitement libre. Du sevrage jusqu'à 5 ans, on lui donnera une nourriture douce et fortifiante, des viandes grillées, des bouillons substantiels, du vin de Bordeaux mêlé d'eau. Nous n'ignorons pas que beaucoup de ces préceptes sont bels et bons, mais ne peuvent être appliqués que par la classe riche, qui est la moins nombreuse. C'est vrai ; mais d'un autre côté le peuple, s'il veut être intelligent et consulter le médecin, évitera l'hérédité venant du mariage, ce que les riches feront moins facilement. L'enfant, lorsqu'il pourra marcher, devra courir en plein air et s'accoutumer, dans de très sages mesures, aux variations de température ; les vêtements changeront avec les saisons ; en hiver et en automne, les bas de laine, les caleçons seront indiqués. En tout temps, on recommandera de porter de la flanelle sur la peau, et surtout de ne pas y laisser, soit les bas, soit la flanelle, plus de quatre à cinq jours sans les changer. Ces petits soins, en apparence minutieux, de la première enfance sont indispensables, et la prophylaxie ne sera vraiment efficace que s'ils sont parfaitement observés. De 5 à 10 ans, on aura toujours en vue l'alimentation et l'exercice ; on pourra avec grand avantage faire des lotions tièdes ou froides générales. L'enfant prendra un grand bain tiède tous les quinze jours au moins. La température en sera élevée à 26° Réaumur. Le séjour à la campagne, au moins pendant la belle saison, printemps et été, sera ici parfaitement indiqué ; mais il faut avoir soin de ne pas pousser les enfants aux travaux intellectuels et de ne pas les renfermer dans des pensions ou collèges. Si ce sont des enfants de famille pauvre, qu'on pense à leur donner un métier qui ne les oblige pas à rester toute une journée en chambre ; qu'on évite surtout de les mettre si jeunes dans les filatures ou quelque autre

usine, où ils ne tardent pas à arriver à une profonde dé-
gradation physique et morale ; on en fera des cultivateurs
et des bouchers. Enfin, on doit surveiller dès cet âge les
enfants qui, quelquefois, commencent à se livrer à la funeste passion de l'onanisme.

Si bons que soient les moyens, si sagace que
puisse être le médecin dans la direction donnée à
l'hygiène du malade, sa tâche ne sera accomplie
que lorsqu'après un laps de temps suffisamment
long, son malade aura conservé les attributs d'une
forte santé. De son côté, le malade lui-même ne
devra jamais se croire absolument à l'abri de tout
péril, et, quoique bien portant en apparence, il n'en
sera pas moins tenu d'éviter avec un soin particulier les causes occasionnelles de la phthisie. —
Peut-être aussi, serait-il sage que les nourrices et
les mères qui allaitent les enfants, et qui sont sus-
pectes de tuberculisation pulmonaire, portassent un
de nos inhalateurs en permanence, afin de saturer
le sang selon l'indication du médecin. Le lait et
la nourrice ne pourraient qu'y gagner, et l'enfant
se trouverait ainsi à l'abri de cette terrible affection.

DE L'ÉTAT MENTAL CHEZ CERTAINS DIABÉTIQUES.

Il existe chez certains diabétiques des troubles moraux,
des particularités intellectuelles qui permettent de faire

quelquefois le diagnostic de la maladie, avant même d'avoir pénétré jusqu'auprès du malade et pratiqué l'examen chimique des urines.

Un homme jeune encore devient impuissant, il nous le dit avec une certaine bonhomie, il ne manifeste aucun regret, il accepte avec résignation la perte de ses fonctions génitales. Ce fait a une signification, car l'hypochondriaque impuissant est profondément humilié de son état : il réagit, il va consulter son médecin deux ou trois fois par semaine ; le diabétique, au contraire, montre dans cette circonstance une sorte d'indifférence et d'optimisme relatif.

A une période plus avancée de la maladie, lorsque la quantité de sucre est très élevée, l'état mental du diabétique subit des modifications. Il a une attitude triste et des préoccupations hypochondriaques. Ses habitudes changent : d'ouvert, d'expansif qu'il était, il devient réservé, morne, sourit et parle peu ; il a des tendances parcimonieuses qui s'exagèrent de jour en jour ; il restreint les dépenses de sa maison, défend qu'on n'achète rien, il établit ses comptes, fait l'addition de ses valeurs et déclare qu'il est perdu, ruiné et que sa famille va mourir de faim.

Le quadragénaire qui, sans cause appréciable et sans présenter d'autre trouble mental, devient un avare et a des idées délirantes de ruine, est le plus souvent un diabétique. Ses affaires sont excellentes, mais vous ne parvenez pas à le convaincre, il ne se rend point à l'évidence ; il gémit et se désespère. Amenez la conversation sur un autre terrain, il redevient lui-même, il est aussi intelligent et aussi raisonnable qu'il a jamais été. Mais de temps en temps, il retourne à son idée, il vous parle de ruine, de faillite, et vous annonce qu'il ne survivra point à la perte de sa fortune.

Analysez son urine avec soin et à plusieurs reprises, vous y découvrirez du sucre, et il est à peu près sûr que ce diabétique ne tardera pas à se suicider. Je possède dix ou douze observations de ce genre, et, dans les deux tiers des cas, les malades ont fini par le suicide.

A une époque plus avancée de la maladie, lorsque le diabétique a fourni une carrière pathologique relativement longue, vous pouvez encore faire le diagnostic d'après l'état mental. Cet homme est las, il a besoin de repos ; la force d'impulsion lui fait défaut ; il s'assied et reste sur son fauteuil une heure ou deux, dans une sorte de satisfaction béate, sans la moindre occupation, tout entier à savourer le calme, l'inertie. Il est demeuré lucide, intelligent, il ne souffre pas ; mais il est profondément apathique, il ne veut point marcher, il évite de parler, il reste immobile, assis ou couché, et murmure de temps en temps qu'il est bien, très bien.

Plus tard, tout en conservant intacte la faculté de comprendre, de penser, de juger, en l'absence de préoccupation délirante quelconque, il éprouve le besoin de se parler à lui-même, il a de la soliloquie. Il reste seul et cause à demi-voix, il se raconte des histoires et ses souvenirs sont encore fidèles et précis.

Enfin, il finit par tomber dans un état voisin du marasme et il succombe, emporté le plus souvent par une des complications les plus graves du diabète, la phthisie pulmonaire.

(In Praticien) tiré de *la Thérapeutique rationnelle* de juin 1886.

Du moment qu'il est parfaitement établi, par les trois années de luttes et d'expériences pratiques qui ont été faites sur 72 phthisiques guéris ou en très bonne voie de guérison, que la phthisie pulmonaire est aujourd'hui incontestablement curable par *notre nouvelle méthode*, pourquoi ne guérirait-on pas, aussi bien, et le *diabète* ainsi que toutes les maladies qui empoisonnent le sang? A tous les maux permanents et progressifs, il faut une médication permanente et progressive; on ne peut sortir de cette théorie-là si on veut arriver à un bon résultat.

ETIOLOGIE DE LA TUBERCULOSE, PAR M. LE DOCTEUR DAMASCHINO

Parmi les causes auxquelles il faut rapporter le développement de la tuberculose, la contagion joue un rôle bien peu important suivant beaucoup de médecins, et doit même être repoussée complètement suivant la plupart d'entre eux. Cependant les travaux récents faits sur ce sujet, et surtout les expériences de MM. Villemin et Chauveau, semblent devoir remettre tout un ordre de choses en question. Dans sa thèse d'agrégation sur l'étiologie de la Tuberculose, M. Damaschino a consacré une longue étude à la contagion envisagée comme cause de cette maladie; c'est cette partie de la thèse que nous allons analyser. La tradition, la clinique et les expériences sont les trois ordres de faits dans lesquels on pourra rechercher la valeur réelle de la contagion. La tradition, à laquelle se rattachent d'une part, les croyances répandues dans certains pays où l'on brûle les vêtements des phthisiques, et d'autre part, l'opinion de quelques auteurs anciens, n'offre pas assez de garanties sérieuses pour qu'on s'y arrête. La clinique a beaucoup plus d'importance, mais, les faits ne sont pas encore nombreux et ne présentent quelque certitude que dans les petites localités où ils sont beaucoup plus faciles à étudier que dans les grandes villes. On peut les rapporter à quelques types qui se montrent le plus souvent. Dans le plus grand nombre de cas, la contagion a été observée entre époux; c'est quelque temps après la mort d'un mari phthisique, par exemple, que la femme dont ni la constitution, ni les antécédents ne permettaient d'admettre même une prédisposition à la tuberculose, présente les premiers symptômes du mal qui, fréquemment, l'emporte en peu de temps. Dans des cas plus démonstratifs, après la mort d'une première femme phthisique, le mari épouse une seconde femme qu'il laisse bientôt veuve; la femme se remarie, et meurt bientôt tuberculeuse comme est mort son premier époux, et comme ne tarde pas à mourir le second. La contagion frappe également les frères, sœurs, parents, étrangers qui ont cohabité avec un phthisique. Une jeune fille quitte son pays pour aller soigner une phthisique, revient chez elle mourir au bout de six mois; après sa mort, quatre frères et une sœur succombent successivement; la dernière sœur qui est éloignée de la localité survit seule. C'est dans les thèses de MM. Compin et Vialettes et dans le mémoire de M. Bergeret d'Arbois qu'on peut étudier tous ces faits. La distribution géographique de la phthisie rentre dans un autre ordre de preuves. D'après Rush, la phthisie n'existait pas en Amérique lors de l'arrivée des Européens; il en est de même pour les îles de la mer du Sud; les nègres de l'intérieur de l'Afrique en sont exemptés, tandis qu'elle est très fréquente dans tous les points où les indigènes sont en rapport avec les blancs. Malgré les explications contradictoires qu'on en peut donner, tous ces faits ont de l'importance. On sait enfin combien la phthisie est fréquente, dans tous les lieux où un commerce incessant est inévitable entre les habitants, comme les couvents, les harems, les pénitenciers, les casernes. Enfin, la médecine vétérinaire apporte encore des faits à l'appui de la contagion.

Les arguments qu'on a opposés à cette doctrine, ont tous un caractère de généralité qui diminue beaucoup leur valeur, et se rapportent presque tous à la difficulté de l'observation. Si l'on admet la contagion, on conçoit l'importance qu'il y aurait à connaître quel est son élément principal. Les crachats paraissent surtout devoir être mis en cause, si l'on songe que leur inoculation, alors qu'ils sont desséchés et réduits en poussière, donne lieu parfois au développement de l'affection tuberculeuse. Les sueurs, l'haleine paraissent moins dangereuses. Dans tout le contact répété, la cohabitation ; car, la contagion ne se fait pas brusquement comme dans certaines maladies, mais lentement, par la persistance des relations. L'atmosphère semble, comme pour beaucoup d'affections contagieuses, être l'intermédiaire habituel entre le sujet malade primitivement et le sujet contaminé. La contamination s'opérerait par le transport de particules miasmatiques ou contagifères, par la poussière des crachats desséchés, si l'on en croit M. Villemin qui s'appuie surtout sur les expériences suivantes : deux fois sur cinq, il a vu après l'insufflation de cette poussière dans la trachée, se développer des granulations dans le poumon ou le péritoine. L'absorption par la muqueuse digestive est moins généralement admise, et cependant, M. Chauveau dit que le tube digestif constitue une voie de contagion qui est des mieux disposée pour la propagation de la tuberculose, et qui peut-être, entre plus souvent en jeu que la voie pulmonaire. Au chapitre suivant, se trouve l'histoire des inoculations de matières tuberculeuses, dont les premières, comme on voit, ont été faites par M. Villemin. La conclusion est que l'inoculation de la granulation tuberculeuse proprement dite, est aujourd'hui une vérité indéniable. La matière caséeuse des phthisiques a donné des résultats moins certains, mais assez nombreux pour être affirmatifs ; l'inoculation des crachats n'est pas absolument certaine quoique très probable ; quant à celle du sang, les résultats sont affirmatifs pour M. Villemin. Enfin, les ingestions de matière tuberculeuse ont donné également des résultats positifs à M. Chauveau.

(Extrait du *Journal de Médecine et de Chirurgie pratiques*).

Les médecins et les gardes-malades auraient, pensons-nous, tout intérêt à porter un de nos *inhalateurs* toutes les fois qu'ils auraient affaire à des malades dont les maladies sont de caractère épidémique, ce qui les préserverait infailliblement de toute contagion.

EXTRAIT DU COMPTE-RENDU DE LA SÉANCE DE LA SOCIÉTÉ NATIONALE DE MÉDECINE DE LYON, du 9 juillet 1883.

M. Boucaud lit un mémoire sur la tuberculose, dans lequel il analyse un travail de M. Debove. Il démontre que nombre des cas regardés par ce médecin distingué comme des exemples de contagion sont des exemples d'hérédité. La mention dans les antécédents, *mère morte en couches* lui paraît être susceptible de l'interprétation, *mère morte* de phthisie pendant la suite de couches. M. Boucaud rapporte ensuite deux faits personnels, qui auraient pu être pris comme des exemples de contagion, et qui, tout bien pesé, ne sont rien moins que cela. Il apporte à l'appui de sa thèse l'opinion de M. Mayet qui, sur 172 cas bien observés, n'a trouvé que 12 cas de contagion possibles ; dans 7 cas, elle a été très probable, et sur ces 7 cas, six fois la contagion de la femme s'est opérée, croit-il, par l'imprégnation. M. Boucaud est aussi porté à croire que la contagion de mari à femme a lieu le plus souvent de l'imprégnation, par le seul fait que la femme d'un mari phthisique devient enceinte d'enfants destinés par hérédité à devenir phthisiques.

M. B. Teissier est en union d'idée avec M. Boucaud. Dans sa longue carrière, il n'a pu observer que cinq ou six cas de contagion. Il conclut ainsi : la tuberculose est le plus souvent héréditaire, quelquefois spontanée, très rarement contagieuse.

M. Girin se rallie à l'opinion de ses prédécesseurs : la tuberculose n'est pas contagieuse.

M. Diday dit que les évènements donneront peut-être tort dans quelques temps à ceux qui, aujourd'hui, nient la contagion de la tuberculose. Il en a été de même pour le choléra.

M. Chassagny pose l'interrogation suivante : les contagionistes purs nient la spontanéité des maladies virulentes ; or en tuberculose, il est facile de démontrer la spontanéité. — Sur 20 cas de coxalgie, 10 traités convenablement guériront ; si les 10 autres sont abandonnés à eux-mêmes, ils auront caries, suppurations, les tubercules se développeront dans leurs articulations. — Où est la contagion, comment les 10 autres ont-ils échappé ?

M. Boucaud, — On peut citer parmi le personnel hospitalier des cas de contagion du choléra, mais personne n'a pu avancer un cas indiscutable de ce genre pour la tuberculose.

(*Lyon Médical*).

RAPPORT SUR L'ENQUÊTE CONCERNANT LA CONTAGION DE LA PHTHISIE.

La Commission de phthisiologie nommée par la Société médicale des hôpitaux de Paris vient, par la plume de M. Vallin, de faire connaître les résultats de l'enquête instituée auprès du corps médical. Voici le résumé et les conclusions du rapport de M. Vallin :

L'enquête a fourni 439 observations nominales, dont 213 à l'appui de la contagion, et 226 négatives, où, malgré les conditions favorables à la contagion, celle-ci n'a pas eu lieu ; il n'est pas douteux que la proportion des cas négatifs est infiniment plus considérable.

Hérédité. — On ne peut nier que l'hérédité joue un rôle important dans le développement de la tuberculose ; mais, en raison de la grande fréquence de cette affection, il est difficile de fixer rigoureusement la limite de cette influence : elle ne semble pas s'exercer dans plus de la moitié des cas. Toutefois, un certain nombre de cas imputés à l'hérédité pourraient bien n'être que l'effet de la contagion familiale.

En tout cas, l'hérédité ne se produit guère que par la voie directe, c'est-à-dire par le père ou par la mère : elle n'a lieu que très exceptionnellement par atavisme ou par voie collatérale.

L'enfant a beaucoup de chances de devenir tuberculeux quand la mère, à l'époque de la conception, était déjà tuberculeuse ; quand le père seul était phthisique, les enfants restent très souvent indemnes.

On ne peut encore considérer comme démontrée la tuberculisation par conception, c'est-à-dire la contamination d'une mère saine jusque-là, par le produit de la conception qu'elle porte dans son sein et qui provient d'un père phthisique.

La tuberculose héréditaire est ordinairement précoce, elle apparaît dans l'enfance ou dans la jeunesse ; la tuberculisation tardive est le plus souvent acquise et le fait de la contagion.

Contagion. — Les 213 cas de contagion se répartissent ainsi : *Entre conjoints* : 107 cas, dont soixante-quatre fois du mari à la femme et quarante-trois fois de la femme au mari ; *entre parents consanguins :* soixante-treize fois dont trente-huit entre frères ou sœurs, dix-neuf fois entre enfants et parents (quatorze fois des enfants à leur père ou à leur mère) ; seize fois entre parents éloignés ; *entre étrangers* trente-deux fois.

Dans la classe aisée, la contagion de l'époux tuberculeux au survivant paraît n'avoir lieu qu'une fois sur dix, ce qui entraînerait encore 2,500 décès annuels par suite de contagion conjugale. Cette proportion est notablement plus élevée dans les classes pauvres ou peu aisées. La contagion, dans ces cas, est favorisée par la communauté du lit et de la chambre pendant la période de consomption de l'époux tuberculeux, par la mauvaise ventilation et le défaut de propreté de la chambre du malade. La femme, plus sédentaire, sinon plus dévouée, est plus fréquemment que le mari victime de la contagion.

Dans les localités isolées, dans les montagnes ou dans les îles, la tuberculose paraît souvent naître accidentellement par importation des villes voisines, et se concentrer autour des cas ainsi importés.

La surveillance et la désinfection des literies, des vêtements, des tapis, du sol souillé par les crachats et les déjections des phthisiques sont les moyens les plus efficaces d'atténuer les chances de la contagion. *(Bull. et Mémoires de la Société médicale des hôpitaux*, 10 mars 1886).

(Extrait du *Lyon médical* du 11 avril 1886).

La contagion est humainement impossible par notre nouveau mode d'inhalation continue.

Ne portons-nous pas le remède directement dans le *sang* et sur *tout l'organisme*, sans que ce dernier subisse la moindre altération? Le médicament étant en permanence et rapidement dirigé sans retard dans le torrent circulatoire, ne détruisons-nous pas tous les germes parasitaires du corps en régénérant progressivement le sang?

N'agissons-nous pas pour les plaies internes, de la même façon que le chirurgien pour les plaies externes, en maintenant les remèdes sur place, continuellement et aussi longtemps que le mal l'exige? En somme, notre théorie médicale, est-elle autre chose que la théorie chirurgicale?

Nous avons même un avantage sur le chirurgien : ce dernier fait souffrir pour guérir ; nous, au contraire, nous soulageons en guérissant.

Tout ce qui a été fait, dit ou écrit dans le seul but de combattre cette terrible maladie des poumons et de ses annexes, n'est-ce pas tout à l'avantage de notre découverte? Nous le demandons au lecteur.

On le voit, il résulte des nombreuses citations que nous venons de produire, que les inhalations sont les seules capables de guérir la tuberculose pulmonaire; mais à la condition, toutefois, que l'action médicamenteuse soit lente, progressive et continuée longtemps, jour et nuit, d'une manière permanente, et cela ne peut s'obtenir que par notre nouveau système d'inhalation. L'amélioration qu'il produit est sensible au bout de deux jours. L'essai en est des plus faciles, et tous les malades traités par *notre découverte* en recueilleront certainement les meilleurs fruits.

TROISIÈME PARTIE

**Mémoire adressé à Monsieur le Professeur
Verneuil, le 25 mars 1886.**

Lyon, le 25 mars 1886.

Cher et Illustre Maître,

J'ai l'honneur de vous adresser un mémoire sur le *traitement de la phthisie* par *l'inhalation permanente*, au moyen d'un appareil spécial de prothèse dentaire, qui m'a coûté cinq ans de labeur continu et de sacrifices de toutes sortes, appareil que j'ai nommé *Inhalateur dentaire* et que j'ai présenté à l'Académie de Médecine, le 5 août 1884 et à la Société Nationale de Médecine de Lyon.

Deux publications ont également paru dans *le Progrès dentaire*, numéro 11 du mois de novembre 1885 et numéro 1 du mois de janvier 1886.

Aujourd'hui que mes observations sont nombreuses et concluantes, je viens, sûr de moi, *preuves en mains*, vous affirmer que j'ai trouvé le moyen de guérir tout à la fois et la *phthisie pulmonaire* et la plupart des affections bronchiques et en même temps, vous prier de vouloir bien m'accorder l'appui de votre haute influence pour expérimenter ma méthode.

Veuillez m'inviter à me rendre à Paris et me confier quelques malades des hôpitaux. Devant vous et Messieurs les Docteurs qui voudront bien m'honorer de leur visite, je prendrai les empreintes (car mon inhalateur ne se fait qu'après une prise d'empreinte).

Je confectionnerai rapidement les appareils et nous n'aurons plus, chaque jour, qu'à constater les merveilleux et prompts effets de ma médication.

Vous êtes le grand chef de tous les travailleurs qui cherchent un remède à la phthisie, vous ne sauriez donc refuser d'accorder votre bienveillant appui à ma découverte.

Je suis prêt à accourir à votre premier appel et à laisser ma nombreuse clientèle; car je ne reculerai devant aucun sacrifice pour arriver à convaincre les incrédules. — Dans l'espoir que vous voudrez bien réserver à mon travail un favorable accueil et agréer ma requête, j'ai l'honneur de vous prier, cher et honoré Maître, d'accepter l'hommage de mon profond respect.

Cher et Honoré Maître.

Vous poursuivez une grande et noble tâche; vous avez fait appel à toutes les intelligences : Guérir un mal jusqu'ici réputé incurable, arracher à un fléau terrible et invaincu des milliers de victimes, disputer *à la phthisie* une proie certaine et quotidienne, abaisser d'un cinquième la mortalité si grande déjà de nos villes, voilà où tendent vos efforts généreux; tel est aussi le but de tous les chercheurs.

De nombreux et infructueux essais n'ont rebuté aucune patience, et si la foi en la science eût faibli, l'immortelle découverte de Pasteur eût ranimé tous les courages.

Mais que dis-je? Quand il s'agit de faire le bien, le courage, le travail, la lutte ont-ils besoin de stimulants? Terribles et nombreuses sont les maladies; mais **grand** est le génie humain.

Connaître *le processus* morbide, le combattre, le vaincre, tel est le but de la science médicale. Et, c'est alors que le découragement va s'emparer des esprits, c'est quand tous les savants reconnaissent leur impuissance, qu'éclate subitement une preuve de la force et de l'énergie intellectuelles, que se manifestent l'influence et le triomphe des doctrines et des progrès médicaux.

Quelles railleries, quelles persécutions eussent accueilli, il y a vingt ans seulement, l'audacieux qui eût proclamé la guérison de la rage?

Quels lazzis, quelles insultes même eussent été réservés au savant assez hardi pour affirmer que l'affection charbonneuse pouvait être évitée par une vaccination!

Et de nos jours, si cette incontestable théorie n'eût été soutenue par le plus illustre des savants, quelle incrédulité n'eût-elle pas rencontré? Du reste, malgré l'incontestable autorité de son défenseur, ce procédé a encore rencontré des sceptiques.

Mais il est aujourd'hui des esprits éminents qui ont foi en l'avenir, et qui veulent pénétrer toutes causes et à toutes affections trouver un remède.

Vous-même, cher et honoré Maître, vous vous êtes écrié, dans un élan de sublime confiance :

« Il faut chercher, chercher encore, chercher
« toujours : Et, comme je suis optimiste décidé,
« j'ai foi dans l'avenir. »

Modeste est le contingent que j'apporte à votre œuvre ; mais je me permets de le soumettre à votre appréciation. Selon votre maxime, j'ai cherché, cherché longtemps !

Le résultat de mes travaux est aujourd'hui si *indiscutable* que je suis fier de solliciter votre approbation et heureux de vous l'exposer, espérant trouver auprès de vous appui et protection efficaces.

Dans le traitement de la phthisie, les auteurs sont unanimes à reconnaître que les palliatifs, les préventifs ont seuls quelques succès. Si rares et si douteuses sont les guérisons! La méthode curative, malgré les nombreuses additions qui ont enrichi et obscurci nos formulaires, se réduit à des agents qui, s'ils ne sont pas nuisibles, peuvent tout au plus enrayer la marche de l'affection, mais n'arrivent jamais à guérir cette dernière.

Or, dans cette thérapeutique que remarquons-nous, sinon que les eaux thermales, les *inhalations surtout*, ont un rôle prépondérant? On le conçoit d'autant mieux que la perméabilité de la muqueuse et la surface d'absorption des vésicules pulmonaires sont extrêmes. Donc, en cet endroit, le passage des substances dans le sang s'opère *immédiatement* sans intermédiaire capable d'en modifier ou d'en atténuer les effets.

D'ailleurs tout le monde sait combien il est dangereux de respirer la plus petite quantité de vapeurs mercurielles, tandis que, à dose égale, le mercure absorbé par la peau, ou par les voies digestives ne produirait qu'un effet insensible.

L'éther, le chloroforme, l'acide carbonique et un grand nombre de gaz qui tuent ou occasionnent de grands désordres par inhalation, se montrent à peine actifs en absorption par les voies digestives.

Aussi, en présence des effets vraiment prodigieux résultant de l'inhalation, ne sera-t-on pas surpris de voir que, dès les temps les plus reculés, cette thérapeutique ait été en usage. Au début, on ne se servait que des fumigations.

La mécanique et la physique appliquées à la médecine perfectionnèrent ce mode de traitement et les pulvérisateurs firent leur apparition en même temps que les établissements thermaux ouvraient leurs salles d'inhalations.

Bien qu'imparfait, ce *modus faciendi* donnait des résultats heureux. Frappé de ces faits, mais considérant aussi quelles améliorations réclamait un pareil état de choses, je résolus de trouver un appareil permettant au malade de faire des inhalations permanentes, continues, progressives ou bien intermittentes, en lui permettant de suivre, pour ainsi dire, inconsciemment, le traitement prescrit, sans qu'il soit obligé de laisser ses occupations.

Toute méthode curative doit avoir pour base une donnée anatomo-physiologique. Quant à moi, je me basai sur la facilité de faire pénétrer par inhalation la substance médicamenteuse dans le poumon ; et mon but était de porter rapidement, sur place, sans passer par les voies digestives, sans irriter le tube intestinal, le remède indiqué : tel est l'effet immédiat de ma méthode ; puis (c'est là ce que j'appellerai l'effet médiat), faire passer directement dans le sang, sans intermédiaire, sans élaboration ni décomposition chimiques, la substance inhalée.

Est-il besoin d'ajouter que les substances médicamenteuses inhalées agissent d'une façon plus efficace. Ce serait là une répétition oiseuse.

Aussi, pour arriver au but poursuivi, je procédai par tâtonnement, et fis de nombreux appareils avant de l'atteindre ; mais j'ai aujourd'hui la satisfaction d'avoir réussi et, *c'est armé de toutes pièces, preuves en mains, sûr de moi*, que, fier de mon œuvre, j'ose vous dire, cher et honoré Maître : *j'ai trouvé le moyen de guérir la phthisie* et une méthode curative qui permettra à tous les praticiens de mettre à de nombreuses affections un frein salutaire.

Dans mon procédé, la chambre d'inhalation fait partie intégrante du malade ; car sa cavité buccale en est la partie unique et essentielle. C'est en un mot, pardonnez-moi l'expression, *la bouche* elle-même qui devient une *chambre d'inhalation*.

Un appareil invisible, n'occasionnant aucune gêne ni dans la déglutition ni dans l'émission de la voix, est portée par le malade, soit le jour, soit la nuit, soit continuellement, sauf aux heures des repas, soit pendant quelques heures seulement, soit enfin uniquement par les jours de brume, de brouillard ou de pluie.

Le médicament employé varie suivant la gravité et la nature de l'affection. Mais ce que nous ne saurions trop faire remarquer, c'est que *l'inhalation est permanente*.

Que si nous examinons maintenant le mode d'action de l'agent thérapeutique employé, nous ferons remarquer qu'il est de deux sortes.

Il y a tout d'abord une action directe; en effet, le médicament va, *porté par l'air inspiré se répandre directement sur la muqueuse pulmonaire et y exercer son action bienfaisante*. Les plaies internes sont cautérisées; mais, là ne se borne pas l'effet produit, car une grande partie de la substance est absorbée et entre immédiatement dans le torrent circulatoire et cela, sans avoir, comme nous l'avons dit plus haut, irrité la muqueuse gastrique, ni subi aucune modification chimique.

En outre, la salive se sature plus abondamment des principes médicamenteux, car la présence seule de l'appareil détermine une hypersécrétion et fournit une nouvelle voie d'absorption.

J'insisterai dès maintenant et tout particulièrement sur les bienfaits de cette doctrine thérapeutique qui, au phthisique, dont l'estomac délabré ne peut supporter nulle nourriture, et à *fortiori* aucun agent thérapeutique, permet d'absorber cependant de l'iode, de l'acide phénique, de la créosote.

Qu'on n'aille pas, comme on l'a dit, nous objecter que la respiration s'effectue davantage par le nez que par la bouche. A l'état pathologique, et souvent même à l'état physiologique, ce fait ne saurait être soutenu.

Il est de toute évidence que la personne dont la respiration est gênée fait un appel d'air plus considérable et aspire autant de ce gaz, sinon davantage par la bouche que par le nez. Que de personnes dorment la bouche ouverte ! D'ailleurs n'est-il pas connu que l'essoufflement fait entrouvrir la bouche. Et quand bien même la portion d'air qui passe par les fosse nasales ne serait pas chargée de vapeurs médicamenteuses, n'avons-nous pas toujours une action qui se manifestera par la pénétration du principe actif dans le torrent circulaire et par la saturation salivaire ?

Et du reste, illustre Maître, ma théorie médicale est-elle autre chose que celle que vous professez en matière chirurgicale ?

Permettez-moi de citer vos expressions, d'appuyer sur le vôtre mon raisonnement et de vous rappeler ce que vous avez écrit en janvier 1883, dans

les *Archives générales de Médecine* : « De la pul-
« vérisation prolongée ou continue comme procédé
« de la méthode antiseptique. »

Je vous laisse la parole ; car votre théorie m'a
guidé et vos idées me sont en quelque sorte de-
venues personnelles. Puis-je espérer que vous
voudrez bien partager les miennes ?

« Pour combattre l'intoxication réalisée, dites-
« vous, il faut poursuivre le poison dans l'orga-
« nisme, pour le neutraliser, s'il est possible, ou
« favoriser son élimination par les voies natu-
« relles........ Il suffit de protéger cette plaie *assez*
« *complètement* et *assez longtemps* contre l'action
« nocive des agents extérieurs et surtout contre les
« germes qui flottent dans l'atmosphère. »

Ce que vous dites là pour les plaies externes ne
s'applique-t-il pas merveilleusement à cette hideuse
plaie interne qui, d'abord granulation, est devenue
une caverne ?

Et puis, notre appareil ne protège-t-il pas *assez*
complètement et *assez longtemps* la plaie contre
l'action des agents extérieurs ?

Plus loin, vous écrivez : « Dans toute plaie, il
« faut chercher à détruire, et pour cela on n'a que
« des moyens indirects, combattre l'agent septi-
« cémique et agir sur la plaie comme moyen
« adjuvant. »

Ne vous semble-t-il pas que notre inhalateur

réalise admirablement ces deux conditions? Ne combat-il pas en même temps par une inhalation continue, par une pénétration rapide et directe dans le torrent circulatoire et, même en agissant sur le système nerveux, l'agent septicémique! n'agit-il pas directement sur la plaie en allant y porter *d'une façon* immédiate ce spray, ce nuage de vapeurs médicamenteuses qui doit agir aussi efficacement sur les plaies internes que sur les plaies externes et produire sur les premières un effet aussi salutaire que sur les autres.

Vous ajoutez :

« Il faut toujours détruire localement le poison, « si l'on veut éviter les chances d'une septicémie « toujours menaçante. »

Par notre système, ne détruisons-nous pas localement le poison et ne préservons-nous pas la partie encore saine du poumon d'une invasion ultérieure?

Je cite encore :

« Il est indispensable d'user assez souvent et « assez longtemps de liquides capables de péné- « trer partout et de baigner les plaies, sans les « irriter toutefois, pour neutraliser la matière sep- « tique qu'elles renferment ou la détruire au fur « et à mesure qu'elle tend à se reproduire. »

Pour la plaie tuberculeuse, un spray artificiel doit donner d'excellents résultats. Par notre méthode, nous avons ce spray permanent.

D'ailleurs cette idée d'agir directement sur la plaie tuberculeuse n'a-t-elle pas été mise en avant, sous une autre forme, par le docteur Sokolowski.

Dans le même numéro des *Archives* où vous avez fait paraître votre remarquable mémoire, ce praticien a exposé un traitement de la phthisie par des injections dans la caverne, avec une seringue de Pravaz, d'une solution phéniquée au 1/100 et a obtenu ainsi une grande amélioration. Ce fait est malheureusement unique.

Je continue à analyser votre travail et à en tirer des documents propres à étayer ma doctrine.

« Les effets locaux et généraux de la pulvérisa-
« tion sont d'une constance remarquable et d'une
« constatation facile, etc..., sensation agréable et
« diminution des symptômes chez le malade.
« Détersion prompte et changement dans l'aspect
« de la plaie. »

Je n'aurais pu mieux dire les effets produits par l'usage de mon appareil. Un accès d'asthme des plus intenses a cessé après une application de quelques minutes. Des plaies de la gorge, des ulcérations des bronches, des cavernes mêmes ont été cicatrisées comme par enchantement.

Dans divers cas de bronchite chronique, nous avons vu tomber rapidement le mycélium et la muqueuse se déterger rapidement; chez les phthisiques, la caverne a subi rapidement des modifications telles que l'auscultation ne marquait plus que des symptômes légers. L'état général redevenait bon, l'appétit reprenait et avec lui les forces et l'on assistait à une véritable résurrection.

Et on le conçoit aisément : en face d'une phthisie avancée, est-il possible de faire prendre le moindre médicament au malheureux qui ne peut digérer le plus léger aliment ?

Avec mon inhalateur, je ne cesserai d'appeler votre attention sur ce fait, il y a absorption immédiate dans le torrent circulatoire, sans fatiguer l'estomac, en même temps qu'action directe sur le poumon.

Aussi, combien avez-vous raison, honoré Maître, en disant :

« Sans préjuger de l'avenir et en m'en référant
« uniquement à ce que j'ai vu et fait, je sais que le
« spray prolongé ou continue est un des plus puis-
« sants procédés de la méthode antiseptique. »

Certes, vous n'aviez pas l'intention d'appliquer ce spray au traitement des plaies internes; mais vous comprendrez aisément combien peut agir sur la caverne semblable médication.

Et n'est-ce pas me montrer un peu orgueilleux que de m'écrier avec vous :

« Au lieu d'agir par la médication interne, nous
« nous adressons à la plaie. J'ai détruit le poison
« dans la plaie et mis par conséquent un terme à

« son absorption, en outre débarrassé l'économie
« de celui qu'elle avait déjà absorbé. »

Comme vous, je prétends faire cesser la fermentation putride dans la plaie, empêcher aux microbes
de franchir les parois du foyer traumatique, faire
périr la colonne parasitaire imprudemment engagée dans le torrent circulatoire, et, avec elle, la
fermentation intérieure.

Je vous demande pardon de m'étendre aussi
longuement sur ces détails, mais permettez-moi
une dernière citation :

« Ce qui peut rassurer les esprits timorés, c'est
« que l'efficacité de la pulvérisation s'explique très
« aisément à *quelque point de ma théorie que*
« *l'on se place.*
« On comprend très bien que la vapeur phé-
« niquée *s'insinuant partout* rende impossible la
« formation première du poison et le détruise
« partout où il s'est formé. »

Est-ce que par notre inhalateur la vapeur phéniquée ne va pas s'insinuer partout, produire sur le
poumon une *véritable pulvérisation* et, absorbée
par le torrent circulatoire, rendre impossible la
formation du poison ou le détruire partout où il
s'est formé.

D'ailleurs toute cette théorie de l'inhalation et
de ses bienfaisants effets a été magistralement

exposée à la séance du 13 novembre 1883 de l'Académie de Médecine, par M. L. Sandras :

« Des inspirations ou inhalations médica-
« menteuses et antimicrobiques «

J'ignorais cet article qui cadre si admirablement avec ma théorie qu'il m'a semblé lire ce que j'ai déjà écrit à ce sujet, lorsqu'un excellent confrère m'a remis le numéro 47 de la « *Thérapeutique* « *contemporaire médicale et chirurgicale,* » en date du 21 novembre 1883, où M. Sandras décrit les résultats merveilleux de l'inhalation. Mais le système que propose ce praticien est loin d'arriver à la perfection.

Ayant remarqué que les aspirations faites dans les usines à gaz ou autres lieux, tels que étables, bois de sapin, etc… produisent de surprenantes cures en *portant* les *substances médicamenteuses* sur *les plaies internes*, il a fait mettre dans les dortoirs des plats remplis de goudron, de benzine et d'ammoniaque et n'a eu qu'à se louer de ce traitement.

Mais le défaut de cette thérapeutique si bien admise par tous, si justifiée par ses succès, saute aux yeux. On ne peut rester toujours confiné dans une chambre.

Avec notre appareil, au contraire, pas de rélégation. Le malade peut se promener ; il ne s'étiolera plus dans une chambre et, nuit et jour, sans fatigue, sans nuire en rien aux besoins journaliers, il fera progressivement une cure durable.

Les observations que j'ai pu recueillir sont peu nombreuses, par ce fait que je ne m'occupe pas de médecine générale, mais elles sont des plus concluantes.

Depuis le mois de septembre 1883 jusqu'au mois de mars 1886, nous avons appliqué notre appareil sur septante-deux phthisiques des deux sexes, dont l'âge variait de 15 à 34 ans, savoir :

$$\left.\begin{array}{l} \text{19 malades au 1}^{\text{er}}\text{ degré} \\ \text{41 \quad — \quad 2}^{\text{me}}\text{ —} \\ \text{12 \quad — \quad 3}^{\text{me}}\text{ —} \end{array}\right\} 72$$

Pour les dix-neuf malades au premier degré, peu de temps a suffi pour avoir raison de la maladie. Ces dix-neuf sujets ont été complètement guéris en moins de deux mois.

Chez les quarante et un au deuxième degré, le traitement a été plus long; cependant plusieurs phthisiques n'ont plus rien à redouter. Tous mangent, dorment bien et ne toussent pas. Le calme s'est fait dans la cavité thoracique.

Chez les douze malades au troisième degré, les sueurs nocturnes ont totalement cessé. Les phénomènes se sont amendés et les cavernes sont en excellente voie de cicatrisation.

Il résulte de ces remarquables succès que tous les praticiens qui ont suivi de près cette nouvelle méthode sont d'accord pour dire aujourd'hui que la tuberculose est parfaitement curable.

Pour indiquer l'effet produit par l'acide phénique, nous ne saurions mieux faire que de citer la fin d'un article publié par le docteur Félix Aillaud, de St-Tropez, dans le numéro 52, dimanche 27 décembre 1885, du *Lyon-Médical*.

« NOTE SUR LE PNEUMO-MYCOSIS. »

« Chez les phthisiques cavernuleux, les pulvéri-
« sations d'acide phénique au 1/100e, amènent
« une chute assez abondante de mycélium, mais
« entraînent une pullulation de microbes qu'on est
« obligé de réfréner par des pulvérisations de
« teinture d'iode, solution à 1/2 pour o/o ou de subli-
« mé, solution 25,000^{me}. Cette chute de mycélium
« est rapidement suivie de la cicatrisation des
« cavernules et de l'amélioration de l'état général,
« mais n'empêche pas des rechutes quelquefois
« très rapides. »

S'il y a rechute, c'est que la pulvérisation n'est pas continue.

Si maintenant, nous voulons jeter un coup d'œil rapide sur les agents thérapeutiques qui peuvent aller combattre le fléau terrible dans ses retranchements, tuer le microbe, cause de tous désordres, cicatriser les plaies, nettoyer les cavernes en les cautérisant, arrêter leur développement, il nous sera facile de démontrer que le remède de la phthisie existait, mais que son application, impossible jusqu'à ce jour, peut très facilement se faire aujourd'hui.

Et quant au mode d'action du médicament, un simple exemple le prouvera bien vite :

Si on renferme dans l'appareil de l'essence de térébenthine, au bout d'une heure au plus, l'urine accuse une sensation d'odeur de violette des plus prononcées, ce qui démontre la pénétration rapide du médicament dans le sang.

La difficulté qui se présentait à nous était de condenser sous un petit volume la plus grande quantité possible de substance médicamenteuse et ce, sous forme semi-liquide, de manière à pouvoir imbiber un morceau de coton hydrophile qui serait renfermé dans notre *inhalateur* et de permettre un facile dégagement de vapeurs.

Après des tâtonnements nombreux, nous sommes arrivé à ce but. Nous avons varié nos expériences, varié aussi nos formules.

Il est facile de concevoir que la plupart des agents thérapeutiques peuvent entrer dans ces formules où la glycérine et la gélatine ne sont que des adjuvants.

La muqueuse buccale supporte très facilement

3 grammes º/º d'acide phénique, lorsqu'il est incorporé avec de la glycérine et même de la gomme arabique.

La térébenthine m'a donné aussi, dans diverses affections, de prompts et excellents résultats. — Est-il besoin d'ajouter que mon inhalateur peut rendre également de signalés services dans diverses autres affections que la phthisie pulmonaire. Son application n'est-elle pas indiquée chaque fois que que l'on veut obtenir soit une action directe sur les voies aériennes, soit une pénétration rapide et sans passer par l'estomac des substances médicamenteuses.

Quels merveilleux succès ne nous a-t-il pas donné dans le traitement de diverses bronchites, surtout dans celui de l'asthme! Des laryngites chroniques, des angines granuleuses ont été guéries rapidement par son emploi-

Dois-je espérer, cher et honoré Maître, qu'en présence de faits aussi concluants, vous voudrez bien prendre en considération ce mémoire fruit d'un travail opiniâtre et lui prêter l'appui de votre haute influence?

Je vous sais trop ami de tout ce qui touche à la science, pour ne pas me croire en droit de l'espérer.

Lyon, le 25 mars 1886.

23.489. Imp. WALTENER ET Cⁱᵉ, rue Belle-Cordière, 14. — Lyon.

IMPRIMERIE A. WALTENER ET Cie

LYON

14, rue de la Belle-Cordière

CITO ET BENE